Kartheek Balapala

Saúde mental no ensino médico: Um estudo comparativo

Kartheek Balapala

Saúde mental no ensino médico: Um estudo comparativo

Comparação dos resultados de saúde mental dos estudantes de licenciatura em ciências médicas numa faculdade de medicina na África Subsariana

ScienciaScripts

Imprint

Any brand names and product names mentioned in this book are subject to trademark, brand or patent protection and are trademarks or registered trademarks of their respective holders. The use of brand names, product names, common names, trade names, product descriptions etc. even without a particular marking in this work is in no way to be construed to mean that such names may be regarded as unrestricted in respect of trademark and brand protection legislation and could thus be used by anyone.

Cover image: www.ingimage.com

This book is a translation from the original published under ISBN 978-620-7-64796-5.

Publisher:
Sciencia Scripts
is a trademark of
Dodo Books Indian Ocean Ltd. and OmniScriptum S.R.L publishing group

120 High Road, East Finchley, London, N2 9ED, United Kingdom
Str. Armeneasca 28/1, office 1, Chisinau MD-2012, Republic of Moldova, Europe
Printed at: see last page
ISBN: 978-620-7-67861-7

(Resumo)

O objetivo do nosso estudo era investigar exaustivamente o panorama da saúde mental entre os estudantes de ciências médicas na Zâmbia. O estudo utilizou um desenho de investigação transversal para investigar o estado de saúde mental dos estudantes de ciências médicas na Zâmbia. Foi selecionada uma amostra de 363 participantes utilizando uma amostragem aleatória dos anos académicos 2 a 6. Esta dimensão robusta da amostra permitiu uma exploração abrangente dos resultados de saúde mental e das suas associações em diferentes níveis académicos. Em todos os anos académicos e grupos etários, foram identificadas taxas de prevalência variáveis de angústia, stress, ansiedade e depressão. Os níveis de depressão ligeira foram registados em cerca de 36,4% de todos os participantes no estudo e a depressão moderada em 3,9%. Os níveis de angústia eram ligeiros em cerca de 44%, moderados em 19,8% e graves em 5,8% de todos os indivíduos, o que é bastante alarmante. Os níveis elevados de stress foram registados nos alunos do 6.º ano, seguidos dos alunos do 2. Os níveis de depressão e de stress foram mais elevados entre os alunos do 3º ano, cerca de 77%. Os factores socioeconómicos, nomeadamente o apoio da parceria, demonstraram uma associação crítica com os resultados de saúde mental (p < 0,05). Da mesma forma, os factores sociodemográficos, incluindo os grupos etários (p < 0,05), emergiram como determinantes influentes, enfatizando a necessidade de estratégias de apoio adaptadas. Curiosamente, a nossa investigação refutou a existência de disparidades de género (p > 0,05) na prevalência de angústia, stress, ansiedade e depressão, desafiando o imperativo de intervenções sensíveis ao género. Essencialmente, este estudo fornece uma compreensão abrangente da complexa interação de factores que moldam a saúde mental dos estudantes de ciências médicas, oferecendo informações valiosas para estratégias de intervenção específicas e futuros esforços de investigação.

Palavras-chave: *saúde mental, estudantes de medicina, Zâmbia, prevalência, stress, ansiedade, depressão, factores socioeconómicos, idade, sexo, educação*

Antes de mais, gostaria de agradecer ao Universo pela oportunidade, competência e capacidade de completar esta proposta de projeto. Em segundo lugar, gostaria de transmitir a minha sincera gratidão à Escola de Estudos Pós-graduados e à Escola de Educação da Universidade de Investigação de África.

Reconheço os guardiões tradicionais desta terra, em África. Muitas pessoas ajudaram-me na aquisição de conhecimentos, recolha de dados, artigos e livros. Gostaria de agradecer ao pessoal e aos estudantes da Escola de Medicina Michael Chilufya Sata da Universidade de Copperbelt, na Zâmbia, pela sua orientação e apoio.

Por último, mas não menos importante, gostaria de agradecer aos meus apoiantes na província de Copper belt pelo seu apoio. Por último, gostaria de estender a minha gratidão aos autores de várias referências, dizer obrigado e que o bom Universo vos abençoe ricamente.

Lista de abreviaturas

1. WHO........................ .World Health Organization

2. BMI...........................Body mass index

3. GHQ 12.......................General health questionnaire

4. DASS 21.....................Depression Anxiety Stress Scale

1.1 Introdução

A saúde mental e o bem-estar dos estudantes que frequentam cursos de ciências médicas são temas de preocupação crescente na comunidade académica global. Os programas de ciências médicas exigem compromissos académicos rigorosos, exposição a ambientes clínicos emocionalmente carregados e elevados níveis de stress, que podem ter um impacto profundo na saúde mental dos estudantes (Hunt & Eisenberg, 2010; Vitaliano et al., 2005). Compreender e abordar os desafios de saúde mental enfrentados pelos estudantes de ciências médicas é fundamental não só para o bem-estar destes indivíduos, mas também para o futuro da prestação de cuidados de saúde, uma vez que a sua resiliência emocional e saúde psicológica influenciam diretamente a sua capacidade de prestar cuidados de qualidade aos doentes (Dyrbye et al., 2010; Rotenstein et al., 2016).

Este estudo procura investigar o estado de saúde mental dos estudantes de ciências médicas na Zâmbia, examinando a prevalência de stress, ansiedade e depressão entre esta população estudantil específica. Além disso, a investigação explora a intrincada interação entre os factores socioeconómicos e sociodemográficos e os resultados da saúde mental. Ao lançar luz sobre estas questões críticas, o estudo contribuirá para o desenvolvimento de intervenções direccionadas e mecanismos de apoio que podem melhorar o bem-estar mental geral dos estudantes de ciências médicas na Zâmbia e, potencialmente, servir de modelo para contextos educativos semelhantes em todo o mundo.

1.2. Antecedentes

Nos últimos anos, a saúde mental e o bem-estar dos estudantes universitários têm merecido uma atenção crescente a nível mundial. A vida universitária, com a sua miríade de desafios académicos, sociais e pessoais, é um período transformador que pode influenciar significativamente os resultados da saúde mental (Ibrahim et al., 2013; Stallman, 2010). A transição para o ensino superior é acompanhada de pressões académicas, de uma independência recém-descoberta e da navegação em dinâmicas sociais complexas - tudo isto pode ter impacto no bem-estar psicológico dos estudantes.

Entre os estudantes que frequentam cursos relacionados com os cuidados de saúde, os desafios são ainda mais acentuados. Os programas de ciências médicas, em particular, são conhecidos pelos seus currículos rigorosos e pelas exigências emocionais colocadas aos estudantes à medida que atravessam ambientes clínicos (Dahlin et al., 2005; Guthrie et al.,

1998). Estes programas equipam os estudantes com os conhecimentos e as competências necessárias para se tornarem profissionais de saúde, mas também os expõem ao peso emocional de testemunhar a doença e o sofrimento em primeira mão (Dyrbye et al., 2006; Rotenstein et al., 2016).

Os estudantes de ciências médicas enfrentam factores de stress únicos que exigem um exame atento da sua saúde mental. O exigente trabalho académico, associado à expetativa de excelência na futura prática dos cuidados de saúde, cria um ambiente de alta pressão que pode afetar o seu bem-estar psicológico (Dahlin et al., 2005; Dahlin et al., 2007). Os desafios emocionais inerentes aos programas de formação em cuidados de saúde sublinham a importância de monitorizar e abordar a saúde mental dos estudantes de ciências médicas.

Embora a importância da saúde mental dos estudantes seja cada vez mais reconhecida, os factores específicos do contexto que afectam os estudantes de ciências médicas na Zâmbia permanecem relativamente inexplorados. A Zâmbia, tal como muitas nações, tem assistido a um aumento das inscrições em programas de ciências médicas para satisfazer a procura crescente de profissionais de saúde (Munga et al., 2009; MOH, 2018). No entanto, existe uma lacuna notável na investigação que se centra nas experiências de saúde mental destes estudantes no contexto zambiano (Mutale et al., 2019; Siziya et al., 2013).

Compreender o panorama da saúde mental entre os estudantes de ciências médicas na Zâmbia é crucial por várias razões. Em primeiro lugar, permite identificar a prevalência do stress, da ansiedade e da depressão nesta população específica. Estas informações fornecem uma compreensão fundamental da magnitude dos problemas de saúde mental que os estudantes enfrentam. Em segundo lugar, a análise das associações entre os resultados em matéria de saúde mental e os factores socioeconómicos e sociodemográficos pode lançar luz sobre os factores determinantes do bem-estar mental neste contexto. Por último, as conclusões deste estudo podem servir de ponto de referência para o desenvolvimento de intervenções direccionadas e de mecanismos de apoio para melhorar a saúde mental dos estudantes de ciências médicas, tanto na Zâmbia como, potencialmente, em contextos educativos semelhantes em todo o mundo.

Embora a investigação sobre a saúde mental dos estudantes esteja em expansão, o enfoque nos estudantes de ciências médicas na Zâmbia oferece uma perspetiva única sobre os desafios e oportunidades específicos deste percurso académico e profissional. Este estudo adopta uma abordagem quantitativa, utilizando questionários validados para avaliar a saúde mental e explorando as relações complexas entre os resultados da saúde mental e vários factores socioeconómicos e sociodemográficos. O objetivo é proporcionar uma compreensão abrangente do panorama da saúde mental entre os estudantes de ciências médicas na Zâmbia, oferecendo informações valiosas às instituições de ensino, aos responsáveis pela elaboração de políticas de saúde e aos profissionais de saúde mental.

1.3. Declaração do problema

A saúde mental e o bem-estar dos estudantes universitários, especialmente dos que frequentam cursos relacionados com a saúde, como as ciências médicas, tornaram-se preocupações proeminentes no domínio do ensino superior. A transição para o ensino superior é marcada por uma independência recém-descoberta, pressões académicas e a necessidade de navegar em dinâmicas sociais complexas, que podem ter um impacto significativo no bem-estar psicológico dos estudantes (Ibrahim et al., 2013; Stallman, 2010). No entanto, entre os estudantes de programas relacionados com os cuidados de saúde, os desafios são particularmente acentuados devido aos factores de stress únicos associados a estas disciplinas (Dahlin et al., 2005; Guthrie et al., 1998).

Apesar do reconhecimento crescente da importância da saúde mental dos estudantes, continua a existir uma lacuna notável na investigação centrada nas experiências de saúde mental dos estudantes de ciências médicas no contexto zambiano. A Zâmbia, tal como muitos países, registou um aumento das inscrições em programas de ciências médicas para satisfazer a procura crescente de profissionais de saúde (Munga et al., 2009; Ministério da Saúde, Zâmbia 2018). No entanto, existe uma investigação empírica limitada que examina sistematicamente os desafios de saúde mental, a prevalência de stress, ansiedade e depressão, e os seus determinantes específicos para os estudantes de ciências médicas na Zâmbia (Mutale et al., 2019; Siziya et al., 2013).

A falta de investigação exaustiva sobre as necessidades de saúde mental dos estudantes de ciências médicas na Zâmbia coloca desafios significativos. Sem um conhecimento profundo da prevalência e dos factores determinantes do stress, da ansiedade e da depressão nesta população específica, é difícil desenvolver intervenções eficazes e mecanismos de apoio adaptados às suas circunstâncias específicas. Além disso, a ausência de uma compreensão orientada para a investigação dos factores que influenciam a saúde mental destes estudantes pode prejudicar o seu bem-estar geral e ter um impacto potencial nos seus futuros papéis como profissionais de saúde.

Este estudo visa colmatar esta lacuna através de uma investigação rigorosa sobre a saúde mental dos estudantes de ciências médicas na Zâmbia. Ao avaliar a prevalência do stress, da ansiedade e da depressão e ao examinar a complexa interação entre estes resultados de saúde mental e os factores socioeconómicos e sociodemográficos, esta investigação procura fornecer uma visão abrangente do panorama da saúde mental desta população estudantil específica. Em última análise, as conclusões deste estudo têm o potencial de informar as instituições de ensino, o ministério do ensino superior, os decisores políticos em matéria de cuidados de saúde e os profissionais de saúde mental, orientando o desenvolvimento de intervenções baseadas em provas e de mecanismos de apoio para melhorar o bem-estar mental dos estudantes de ciências médicas na Zâmbia, e servindo potencialmente de modelo para contextos educativos semelhantes a nível mundial.

1.4. Objectivos da investigação

1.4.1 Objetivo principal

Avaliar a prevalência de stress, ansiedade e depressão: O objetivo principal deste estudo é determinar as taxas de prevalência de stress, ansiedade e depressão entre os estudantes de ciências médicas na Zâmbia.

1.4.2 Objectivos específicos

a) Examinar a associação entre os factores socioeconómicos e os resultados da saúde mental entre os estudantes de ciências médicas na Zâmbia.

b) Explorar a associação entre os factores sociodemográficos e os níveis de saúde mental entre os estudantes de medicina.

c) Identificar potenciais diferenças de género na saúde mental entre os estudantes de ciências médicas na Zâmbia.

1.5. Questões de investigação

a) Quais são as pontuações médias de stress, ansiedade e depressão entre os estudantes de ciências médicas em diferentes anos académicos na Zâmbia?

b) Existe uma associação significativa entre os factores socioeconómicos e as pontuações/resultados de saúde mental entre os estudantes de ciências médicas na Zâmbia?

c) Existe uma associação significativa entre os factores sócio-demográficos e as pontuações/resultados de saúde mental entre os estudantes de ciências médicas na Zâmbia?

d) Existem diferenças de género na prevalência do stress, da ansiedade e da depressão entre os estudantes de ciências médicas na Zâmbia?

1.6. Âmbito de aplicação

O estudo centra-se na saúde mental entre os estudantes de ciências médicas na Zâmbia, examinando a prevalência do stress, da ansiedade e da depressão utilizando instrumentos como o DASS21 e o GHQ12. O DASS21 e o GHQ12 exploram o impacto dos factores socioeconómicos e sociodemográficos na saúde mental, em especial as diferenças entre os sexos. As recomendações para as intervenções basear-se-ão em provas.

1.7. Importância do estudo

A importância do estudo reside no seu potencial para melhorar a saúde mental e o bem-estar dos estudantes de ciências médicas, informar as instituições de ensino e os decisores políticos, contribuir para a defesa da saúde mental e, em última análise, melhorar a qualidade do ensino e dos serviços de saúde na Zâmbia. Aborda um aspeto crítico do ensino superior e dos cuidados de saúde que tem implicações para os indivíduos e para a sociedade em geral.

1.8. Fundamentação do estudo

Este estudo contribui para este debate mais alargado ao examinar o contexto específico dos estudantes de ciências médicas na Zâmbia. Este estudo fornecerá uma compreensão matizada do panorama da saúde mental entre os estudantes de ciências médicas. Os resultados deste estudo têm implicações directas em termos de política e intervenção. Este estudo contribui para reduzir o estigma associado à procura de apoio no domínio da saúde mental. Em última análise, contribui para a qualidade da prestação de cuidados de saúde na Zâmbia, promovendo o desenvolvimento de uma força de trabalho de cuidados de saúde mentalmente resiliente, capaz de prestar cuidados de elevada qualidade aos doentes.

1.9. Quadro concetual do estudo

No quadro concetual deste estudo, apresentado na figura 1, as variáveis independentes englobam vários factores que podem influenciar a saúde mental dos estudantes de ciências médicas na Zâmbia. Estes factores incluem variáveis socioeconómicas (SEF), como o estatuto de parceiro, variáveis sociodemográficas (SDF), como a idade e o sexo (G), e variáveis académicas, incluindo o ano académico (AY). As variáveis dependentes, por outro lado, representam os resultados de saúde mental (pontuação DAS) avaliados através de instrumentos padronizados como o DASS21 e o GHQ12. Estas medidas captam os níveis de stress (S), ansiedade (A), depressão (D) e saúde mental geral experimentados pelos estudantes. A relação entre as variáveis independentes e dependentes constitui a base para compreender a complexa interação dos factores que afectam o bem-estar mental dos estudantes de ciências médicas no contexto zambiano.

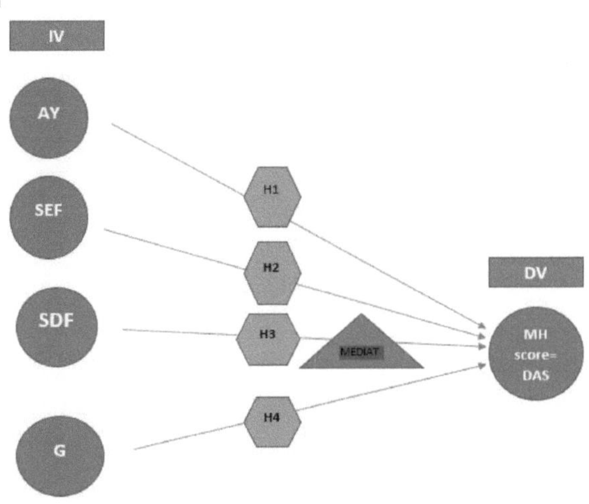

Figura 1.1 Quadro concetual

Fonte: investigador, 2023

1.10. Localização do estudo

Esta investigação será realizada na Escola de Medicina Micheal Chilufya Sata da Universidade de Copperbelt (Figura 1.2, CBU-MCS-SOM no Google Maps), situada na zona urbana de Ndola, Copperbelt, Zâmbia.

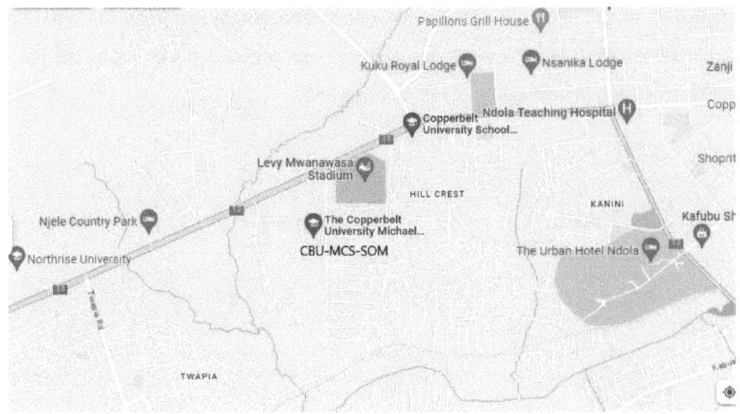

Figura 1.2 Universidade de Copperbelt, MCS-Escola de Medicina

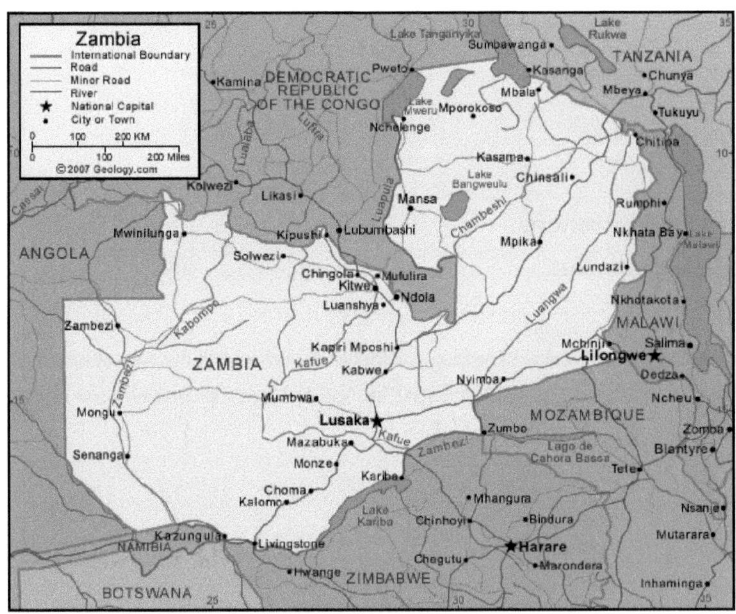

Figura 1.3 Mapa da Zâmbia mostrando a localização de Ndola

Fonte: Google maps, 2023

1.11. Definição dos termos utilizados
Saúde mental geral:

A saúde mental geral refere-se a um estado de bem-estar que inclui aspectos emocionais, psicológicos e sociais da vida de uma pessoa.

Depressão:

A depressão é uma doença mental comum e grave, caracterizada por sentimentos persistentes de tristeza, mau humor e falta de interesse ou prazer em actividades de que normalmente se gosta.

Ansiedade:

A ansiedade é uma emoção humana natural e comum, caracterizada por sentimentos de preocupação, medo ou nervosismo em relação a potenciais acontecimentos, situações ou incertezas futuras.

Stress:

O stress é uma resposta fisiológica e psicológica natural e normal a situações de desafio ou de ameaça.

1.12. Organização do relatório de tese

O Capítulo 1 é o capítulo introdutório que fornece uma visão global do estudo, descrevendo os antecedentes, a declaração do problema, os objectivos, as questões de investigação e o significado da investigação. Prepara o terreno para todo o estudo e apresenta ao leitor o contexto e o objetivo da investigação. O Capítulo 2 é o capítulo da revisão da literatura, onde é apresentada uma análise exaustiva da investigação existente sobre a saúde mental dos estudantes de medicina. O Capítulo 3 é o capítulo da metodologia, que descreve em pormenor a conceção, a abordagem e as estratégias de investigação utilizadas no estudo. O capítulo 4 apresenta os resultados e as conclusões da análise. O Capítulo 5 é o capítulo final que sintetiza as principais conclusões do estudo, discute as suas implicações e relaciona-as com as questões e os objectivos da investigação. Apresenta uma análise exaustiva dos resultados, comparando-os com a literatura existente. O capítulo conclui com um resumo das contribuições do estudo, limitações e recomendações para futuras investigações e intervenções.

2.1. Visão geral da revisão da literatura

A secção de revisão da literatura no âmbito do estudo de investigação fornece uma síntese sólida do conjunto de conhecimentos existentes sobre a saúde mental dos estudantes licenciados em ciências médicas, estabelecendo assim o contexto de base para a presente investigação. Esta secção revela informações fundamentais sobre a prevalência de problemas de saúde mental, como o stress, a ansiedade e a depressão, vividos pelos estudantes licenciados em medicina, a nível mundial e no âmbito do ensino superior. Estudos empíricos e trabalhos académicos oferecem uma análise abrangente dos factores de stress e dos desafios de saúde mental enfrentados pelos estudantes durante o seu percurso académico. Além disso, esta revisão examina os factores socioeconómicos e sociodemográficos com impacto nos resultados da saúde mental dos estudantes e investiga as disparidades entre os anos académicos. Aprofunda as complexidades das diferenças de género nos resultados de saúde mental e as implicações subsequentes para os estudantes de ciências médicas. Por conseguinte, esta revisão exaustiva da literatura prepara o terreno para o presente estudo, salientando a urgência de investigar e reavaliar a saúde mental no âmbito do panorama da formação de licenciados em ciências médicas, e destaca a forma como a presente investigação contribui para o avanço dos conhecimentos nesta área crítica.

2.2. Importância da abordagem da saúde mental nos estudantes de medicina

A importância de abordar a saúde mental dos estudantes de medicina é inegável, tendo em conta os desafios e as responsabilidades específicas que enfrentam. Os estudantes de medicina enfrentam exigências académicas rigorosas, uma formação clínica complexa e o peso de moldar o futuro dos cuidados de saúde (Dyrbye et al., 2006). O seu bem-estar mental está intrinsecamente ligado ao seu sucesso académico, à sua capacidade de prestar cuidados de elevada qualidade aos doentes e à preservação da sua própria saúde física e psicológica. Negligenciar a sua saúde mental pode ter resultados adversos, como o esgotamento, a redução da empatia, a diminuição do desempenho académico e o potencial desgaste dos programas médicos (Rotenstein et al., 2016). Além disso, dar prioridade à saúde mental dos estudantes de ciências médicas é essencial para reduzir o estigma associado à procura de ajuda para problemas de saúde mental. Ao promover um ambiente que incentiva discussões francas e apoio proactivo, não só cultivamos futuros profissionais de saúde mais bem equipados para gerir a sua própria saúde mental, como também contribuímos para desestigmatizar a saúde mental nos contextos de cuidados de saúde, o que pode ter um impacto positivo nos cuidados aos doentes e na prestação de cuidados de saúde (Slavin et al., 2014). Assim, é tanto uma obrigação ética como um imperativo social dar prioridade ao bem-estar mental dos estudantes de medicina.

2.3. Quadro teórico

2.3.1 Introdução aos quadros teóricos para a compreensão da saúde mental dos estudantes

A compreensão da saúde mental dos estudantes é significativamente enriquecida pela aplicação de quadros teóricos com raízes na psicologia e na sociologia. Estas lentes teóricas oferecem perspectivas valiosas sobre a complexa interação de factores que têm impacto no bem-estar mental dos estudantes de ciências médicas. Uma teoria fundamental frequentemente invocada no contexto da saúde mental dos estudantes é a Teoria do Stress e do Coping (Folkman & Lazarus, 1984). De acordo com este quadro, o bem-estar psicológico dos indivíduos é profundamente afetado pela avaliação que fazem dos factores de stress e pelas suas estratégias de coping. No contexto dos estudantes de ciências médicas, esta teoria sugere que a avaliação dos factores de stress académico e as estratégias que empregam para lidar com esses factores são determinantes essenciais dos seus resultados em termos de saúde mental. A teoria do stress e do coping estabelece as bases para a compreensão do papel da perceção do stress e do desenvolvimento de mecanismos de coping adaptativos e desadaptativos nesta população.

A Teoria do Apoio Social (Cohen & Wills, 1985) também desempenha um papel vital na compreensão da saúde mental dos estudantes. Este quadro postula que a disponibilidade de redes de apoio social e a qualidade do apoio recebido influenciam significativamente o bem-estar psicológico dos indivíduos. No contexto dos estudantes de ciências médicas, a presença de sistemas de apoio sólidos, incluindo pares, professores e família, pode funcionar como um fator de proteção contra o desenvolvimento de problemas graves de saúde mental. Além disso, o Modelo Transacional de Stress e Coping (Lazarus & Folkman, 1984) fornece uma perspetiva matizada sobre a interação entre factores de stress, mecanismos de coping e resultados de saúde mental. Este modelo sugere que as avaliações cognitivas dos estudantes, as suas estratégias de confronto e as reacções emocionais aos factores de stress estão interligadas, influenciando a sua saúde mental global. Ao explorar estes quadros teóricos, esta revisão da literatura visa fornecer uma base sólida para a compreensão da intrincada dinâmica da saúde mental dos estudantes, orientando a investigação no exame da prevalência do stress, da ansiedade e da depressão entre os estudantes de ciências médicas e dos factores que determinam o seu bem-estar mental.

2.3.2 Principais teorias psicológicas e sociológicas aplicáveis ao estudo

Compreender a saúde mental dos estudantes de ciências médicas requer uma abordagem multidisciplinar, recorrendo a teorias psicológicas e sociológicas fundamentais que iluminam a intrincada rede de factores que influenciam o seu bem-estar. Vários quadros teóricos são particularmente relevantes para este estudo:

2.3.2.1. Teoria do stress e do coping

Com raízes na psicologia, a Teoria do Stress e do Coping de Folkman e Lazarus (1984) é muito pertinente para compreender a saúde mental dos estudantes. Esta teoria postula que o bem-estar psicológico dos indivíduos é moldado pela avaliação que fazem dos factores de stress e pelas suas estratégias de sobrevivência. Para os estudantes de ciências médicas, que se deparam com uma multiplicidade de factores de stress académicos e clínicos, este quadro esclarece a forma como a sua perceção do stress e a sua escolha de mecanismos de resposta afectam os resultados da sua saúde mental. A teoria sublinha que a forma como os estudantes avaliam e lidam com os factores de stress pode ter um impacto significativo no seu bem-estar geral.

2.3.2.2. Teoria do apoio social

Na sociologia, a teoria do apoio social, nomeadamente exposta por Cohen e Wills (1985), desempenha um papel fundamental. Esta teoria sublinha o impacto das redes de apoio social no bem-estar psicológico dos indivíduos. Para os estudantes de ciências médicas, que frequentemente navegam num ambiente académico e clínico exigente, a disponibilidade de sistemas de apoio social robustos, incluindo colegas, professores e família, pode servir como fator de proteção contra o desenvolvimento de problemas graves de saúde mental. A teoria sublinha a importância de criar um ambiente de apoio aos estudantes para promover o seu bem-estar mental.

2.3.2.3. Modelo Transacional de Stress e Coping

O Modelo Transacional de Stress e Lidar com o Stress, desenvolvido por Lazarus e Folkman (1984), oferece uma perspetiva diferenciada sobre a interação entre factores de stress, estratégias de lidar com o stress e reacções emocionais. Este modelo sugere que as apreciações cognitivas dos estudantes, a sua escolha de mecanismos de confronto e as suas respostas emocionais aos factores de stress estão interligadas, influenciando a sua saúde mental global. No contexto dos estudantes de ciências médicas, esta teoria fornece um quadro holístico para compreender como a avaliação dos factores de stress, a utilização de estratégias de confronto e as reacções emocionais ao stress têm um impacto coletivo no seu bem-estar mental.

Com base nestas teorias psicológicas e sociológicas, este estudo procura desvendar a complexa dinâmica que envolve a saúde mental dos estudantes de ciências médicas, orientando a investigação para a análise da prevalência do stress, da ansiedade e da depressão nesta população e elucidando os factores que determinam o seu bem-estar mental.

2.3.3 Como estas teorias informam os objectivos da investigação

As teorias psicológicas e sociológicas do stress e do coping, o apoio social e o modelo transacional do stress e do coping são fundamentais para moldar e informar os objectivos de investigação do estudo sobre a saúde mental dos estudantes de medicina. Estas teorias fornecem uma base teórica sólida para a compreensão da natureza multifacetada dos desafios da saúde mental nesta população específica, orientando os objectivos da investigação da seguinte forma

2.3.3.1. Teoria do stress e do coping:

Esta teoria está relacionada com o objetivo principal deste estudo, que pretende avaliar a prevalência de stress, ansiedade e depressão entre os estudantes de medicina. A Teoria do Stress e do Coping informa o objetivo principal ao enfatizar o papel dos factores de stress e das estratégias de coping nos resultados da saúde mental. Este objetivo visa examinar a forma como os estudantes percebem e lidam com os factores de stress e como estes factores contribuem para o seu bem-estar mental.

2.3.3.2. Teoria do apoio social:

Esta teoria está relacionada com o objetivo específico (a) do estudo, que examina a associação entre o apoio social e os resultados de saúde mental entre os estudantes de ciências médicas. A Teoria do Apoio Social informa o objetivo ao realçar a importância das redes de apoio social na formação do bem-estar psicológico. Este objetivo procura investigar o impacto do apoio do estatuto de parceiro nos resultados de saúde mental dos estudantes.

2.3.3.3. Modelo Transacional de Stress e Coping:

Esta teoria está relacionada com o objetivo específico (b) do estudo, que examina a relação entre as apreciações cognitivas dos factores de stress que dependem do grupo etário dos estudantes, os seus mecanismos de confronto com base no género e os resultados em termos de saúde mental entre os estudantes de ciências médicas. O Modelo Transacional de

Stress e Luta contra o Stress fornece um quadro para a compreensão da natureza interligada das avaliações cognitivas com base na idade, das estratégias de luta contra o stresse em função do género e das respostas emocionais. Este objetivo visa desvendar a forma como as avaliações cognitivas dos estudantes sobre os factores de stress, o seu coping e as suas reacções emocionais influenciam coletivamente os seus resultados em termos de saúde mental.

A incorporação destes quadros teóricos nos objectivos da investigação enriquece a profundidade e a abrangência do estudo. Ao basear os objectivos nestas teorias, a investigação pretende oferecer uma perspetiva holística sobre a saúde mental dos estudantes de medicina, elucidando a interação entre o stress, o coping, o apoio social e as avaliações cognitivas. Esta abordagem não só contribui para uma compreensão mais sólida da saúde mental dos estudantes, como também informa o desenvolvimento de intervenções direccionadas e de sistemas de apoio para melhorar o seu bem-estar geral.

2.4. Prevalência de problemas de saúde mental entre os estudantes

2.4.1 Epidemiologia do stress, da ansiedade e da depressão entre os estudantes universitários de todo o mundo:

Numerosos estudos realizados à escala mundial revelaram uma prevalência preocupante de stress, ansiedade e depressão entre os estudantes universitários. Os estudantes internacionais, em particular, enfrentam desafios como o stress aculturativo e problemas de saúde mental. A investigação indica que a inteligência emocional desempenha um papel crucial na forma como os estudantes internacionais gerem a depressão e a ansiedade. Durante a pandemia da COVID-19, verificou-se que os estudantes internacionais eram mais vulneráveis a problemas de saúde mental, o que realça a necessidade de estratégias acessíveis para apoiar o seu bem-estar (Almallah, 2023).

Além disso, estudos demonstraram que, em comparação com os estudantes nacionais, os estudantes internacionais podem ter mais dificuldades em reconhecer a depressão e em aceder a recursos de ajuda (Barbayannis et al., 2022)

O panorama da saúde mental no ensino superior é uma preocupação significativa, com estatísticas que indicam que aproximadamente 1 em cada 5 estudantes universitários é afetado por ansiedade ou depressão (MHCSS, 2023). Investigações recentes destacaram um risco acrescido de depressão e ansiedade entre os estudantes do ensino superior em Inglaterra, em comparação com os seus pares não-estudantes, enfatizando a importância de abordar os desafios de saúde mental durante este período crítico de desenvolvimento (UCL, 2023). Os dados epidemiológicos sublinham a natureza generalizada destes problemas de saúde mental, que afectam estudantes de várias origens culturais, sociais e académicas. Recentes meta-análises e revisões sistemáticas (Auerbach et al., 2018; Ibrahim et al., 2013) chamaram a atenção para as taxas alarmantes destas condições, com alguns estudos a reportarem taxas de prevalência muito acima das médias nacionais. A transição para a vida universitária, as pressões académicas e as incertezas do futuro foram identificadas como principais factores de stress, contribuindo para o aumento da vulnerabilidade dos estudantes (Barbayannis et al., 2022).

Esta visão epidemiológica global serve de pano de fundo para compreender o contexto em que os estudantes de ciências médicas na Zâmbia operam, lançando luz sobre a relevância deste estudo no âmbito do discurso mais alargado sobre a saúde mental dos estudantes.

2.4.2 Estudos específicos sobre a prevalência da saúde mental entre os estudantes de medicina

Embora os dados epidemiológicos sobre os estudantes universitários a nível mundial forneçam uma perspetiva abrangente, é essencial uma perspetiva mais específica para compreender os desafios únicos enfrentados pelos estudantes de ciências médicas. Os estudos dedicados a esta população distinta revelam taxas alarmantes de problemas de saúde mental. Os estudantes de ciências médicas estão frequentemente expostos a um currículo intenso e exigente, marcado pelas rigorosas exigências dos cursos académicos e da formação clínica. Como tal, esta população depara-se com um conjunto de factores de stress que a distinguem do corpo estudantil universitário em geral. Investigações recentes realizadas em escolas de medicina de todo o mundo (por exemplo, Guthrie et al., 2016; Hope et al., 2016) sublinharam a prevalência de problemas de saúde mental, incluindo depressão, ansiedade e esgotamento, entre estes estudantes. Estes estudos indicam que a natureza exigente da educação médica, a exposição ao sofrimento humano e a pressão para se destacarem academicamente contribuem significativamente para as elevadas taxas de problemas de saúde mental. A especificidade destes resultados sublinha a importância de responder às necessidades específicas dos estudantes de medicina, e os conhecimentos retirados destes estudos são fundamentais para definir os objectivos da presente investigação.

A prevalência de stress, ansiedade e depressão entre os estudantes universitários pode ser atribuída a uma confluência de factores multifacetados. Estes desafios são acentuados pela natureza transitória da vida estudantil, caracterizada pela mudança da familiaridade de casa e do ensino secundário para a independência recém-descoberta e as exigências académicas do ensino superior (Arslan, 2019). O stress académico, muitas vezes decorrente de cursos rigorosos, expectativas elevadas e pressões sobre o desempenho académico, contribui significativamente para isso (Beiter et al., 2015). Além disso, os factores de stress financeiro, juntamente com o peso dos empréstimos estudantis e a instabilidade financeira, criam um ambiente hostil para a saúde mental dos estudantes (Hunt & Eisenberg, 2010). O isolamento social, a falta de apoio social adequado e as pressões para manter uma vida social e, ao mesmo tempo, alcançar o sucesso académico são preocupações adicionais (Eisenberg et al., 2007). Na era digital, a utilização generalizada da tecnologia, incluindo as redes sociais e o ciberbullying que lhes está associado, também tem sido implicada nas dificuldades de saúde mental dos estudantes (Primack et al., 2017). O abuso de substâncias e os padrões de sono irregulares frequentemente adoptados durante a vida universitária agravam ainda mais os desafios (Taylor et al., 2011). O impacto cumulativo destes factores de stress, associado às pressões académicas, sublinha a necessidade crítica de uma investigação e intervenção abrangentes para fazer face à elevada prevalência de problemas de saúde mental entre os estudantes.

O contexto socioeconómico em que os estudantes percorrem o seu percurso académico desempenha um papel fundamental na definição dos seus resultados em termos de saúde mental. O baixo rendimento familiar, associado às pressões financeiras associadas às propinas, despesas de subsistência e empréstimos estudantis, tem sido associado a preocupações acrescidas com a saúde mental entre os estudantes universitários (Reavley & Jorm, 2010). Os factores de stress financeiro cruzam-se frequentemente com as pressões académicas, criando um potente cocktail de stress e ansiedade (Hunt & Eisenberg, 2010). Os estudantes oriundos de meios economicamente desfavorecidos enfrentam um risco acrescido de depressão e de redução do bem-estar, uma vez que se esforçam por equilibrar os seus objectivos académicos com as restrições financeiras com que se deparam (Eisenberg et al., 2007). É imperativo reconhecer as implicações das disparidades socioeconómicas na saúde mental dos estudantes, e este entendimento sublinha a necessidade de intervenções específicas e sistemas de apoio destinados a mitigar os desafios de saúde mental enfrentados pelos estudantes com recursos financeiros limitados.

2.5.2 Influência dos factores sociodemográficos (por exemplo, idade, sexo, etnia) nos resultados da saúde mental

Para compreender a intrincada rede de factores que contribuem para os resultados em matéria de saúde mental dos estudantes universitários, é necessário um exame aprofundado das variáveis sociodemográficas. Entre estas variáveis, a idade, o género e a etnia têm demonstrado desempenhar papéis influentes na definição das trajectórias de saúde mental. A pesquisa (Sax et al., 2018; Li et al., 2020) destaca que a idade pode ser um determinante crucial da saúde mental nas populações estudantis. Os estudantes mais velhos podem sofrer stressores únicos, como as responsabilidades da paternidade ou a reentrada na educação após um hiato, o que pode ter impacto no seu bem-estar mental. As disparidades de género nos resultados de saúde mental também têm sido objeto de extensa investigação, com estudos que indicam que as estudantes do sexo feminino relatam frequentemente taxas mais elevadas de stress, ansiedade e depressão (Zhang et al., 2019). Além disso, a influência da etnia nos resultados de saúde mental é pronunciada, com estudantes de diversas origens culturais enfrentando desafios distintos. Os fatores sociodemográficos servem como lentes através das quais se pode compreender as variações matizadas na saúde mental dos estudantes, lançando luz sobre a necessidade de intervenções personalizadas que considerem a diversidade dentro da população estudantil.

2.5.3 Perspectivas globais e relevância para o contexto zambiano

Embora a prevalência global e os factores que contribuem para os problemas de saúde mental dos estudantes estejam bem documentados (Almallah, 2023), a relevância desta riqueza de investigação internacional para o contexto zambiano é de extrema importância (Barbayannis et al., 2022). As instituições académicas de todo o mundo debatem-se com questões semelhantes, como o stress académico, os encargos financeiros e as disparidades sociodemográficas, que contribuem para as preocupações com a saúde mental dos estudantes (Barbayannis et al., 2022). A aplicabilidade destas perspectivas globais ao contexto zambiano não pode ser exagerada, uma vez que as universidades zambianas partilham pontos comuns com as suas congéneres internacionais. De facto, os estudantes de ciências médicas da Zâmbia enfrentam pressões análogas, incluindo as exigências rigorosas dos seus cursos e formação clínica, bem como os desafios financeiros associados ao ensino superior. No entanto, a paisagem zambiana apresenta os seus elementos contextuais únicos, tais como normas culturais, infra-estruturas de cuidados de saúde e disparidades socioeconómicas. Como tal, esta revisão da literatura engloba uma abordagem dupla - abraçando percepções globais que são pertinentes para as experiências dos estudantes zambianos, ao mesmo tempo que se mantém sensível às nuances distintas do contexto zambiano. Esta abordagem permite que a investigação ofereça uma perspetiva abrangente que é simultaneamente informada por conclusões globais e adaptada às necessidades e desafios específicos dos estudantes de ciências médicas na Zâmbia.

A relevância das perspectivas globais para o contexto zambiano sublinha a necessidade do diálogo internacional e da partilha de conhecimentos na abordagem das preocupações com a saúde mental dos estudantes. Ao basear-se na investigação global e ao adaptá-la ao contexto zambiano, este estudo não só contribui para o corpo de conhecimentos existente, como também faz avançar a compreensão da saúde mental dos estudantes, oferecendo perspectivas e recomendações que podem ter um impacto positivo no bem-estar dos estudantes de ciências médicas na Zâmbia.

2.6. Diferenças de género na saúde mental

2.6.1 Panorama das disparidades de género na saúde mental

Uma exploração do panorama da saúde mental dos estudantes revela uma questão proeminente e generalizada - as disparidades de género na prevalência e nas experiências de problemas de saúde mental. Estudos de investigação de todo o mundo (Khan et al., 2017; Haas et al., 2020) indicam consistentemente que as estudantes do sexo feminino são desproporcionadamente afectadas pelo stress, ansiedade e depressão. Esta discrepância é multifacetada, sendo frequentemente atribuída a uma interação complexa de factores biológicos, psicológicos e socioculturais. As diferenças biológicas, como as variações hormonais, podem tornar as estudantes do sexo feminino mais susceptíveis a perturbações do humor. Os factores psicológicos, incluindo as diferenças nas estratégias de resposta e na expressão emocional, contribuem ainda mais para as disparidades de género na saúde mental. Além disso, os factores socioculturais englobam os papéis dos géneros, as expectativas sociais e as experiências de discriminação, que podem intensificar os factores de stress para as estudantes do sexo feminino. Embora os estudantes do sexo masculino não estejam imunes aos problemas de saúde mental, a preponderância das provas sublinha a necessidade de uma abordagem diferenciada e sensível ao género para compreender e tratar a saúde mental dos estudantes. Ao dissecar as disparidades de género na saúde mental, este estudo não só reconhece a singularidade das experiências dos estudantes de medicina do sexo masculino e feminino, como também defende intervenções e sistemas de apoio que atendam às necessidades distintas de cada género.

2.6.2 Estudos que exploram as diferenças de género no stress, na ansiedade e na depressão entre os estudantes

A investigação das disparidades de género na saúde mental dos estudantes tem sido um tema recorrente na investigação académica. Um grande número de estudos debruçou-se sobre os aspectos específicos do stress, da ansiedade e da depressão entre os estudantes universitários. Uma análise abrangente da literatura (Mahmoud et al., 2012; Hysenbegasi et al., 2005) sublinha o padrão consistente das conclusões: as estudantes do sexo feminino apresentam taxas de prevalência de stress, ansiedade e depressão mais elevadas do que os seus homólogos do sexo masculino. O conjunto da investigação atribui estas diferenças a uma interação complexa de factores biológicos, psicológicos e socioculturais. As variações hormonais, os diferentes mecanismos de resposta e as expectativas sociais têm sido apontados como elementos contributivos. Por exemplo, a investigação de Hysenbegasi et al. (2005) indica que as estudantes do sexo feminino podem ser mais propensas a comportamentos de internalização, aumentando potencialmente a sua suscetibilidade à ansiedade e à depressão. Estas conclusões sublinham a necessidade crítica de uma abordagem sensível ao género no que respeita à saúde mental dos estudantes, bem como de intervenções e sistemas de apoio adaptados que abordem os desafios específicos enfrentados pelos estudantes do sexo masculino e feminino.

2.6.3 Relevância das disparidades de género na população estudantil de ciências médicas da Zâmbia

A exploração das disparidades de género na população estudantil de ciências médicas da Zâmbia tem um significado distinto no contexto da saúde mental dos estudantes. Embora as disparidades de género sejam um tema recorrente no panorama global da saúde mental dos estudantes (Ibrahim et al., 2013; Bostani et al., 2019), a compreensão destas disparidades no contexto zambiano é particularmente pertinente. A Zâmbia, como muitas outras nações, experimenta uma interação dinâmica de normas culturais, expectativas sociais e papéis de género que podem influenciar significativamente o bem-estar mental dos seus estudantes. A investigação (Munsaka, 2015) sugere que estes factores sociais podem traduzir-se em diferentes factores de stress, mecanismos de enfrentamento e comportamentos de procura de ajuda para estudantes de medicina do sexo masculino e feminino. Reconhecer e compreender estas disparidades de género é essencial não só para criar sistemas de apoio equitativos, mas também para abordar os desafios únicos de saúde mental enfrentados por estudantes de diferentes géneros na Zâmbia. A literatura revela que as estudantes do sexo feminino relatam frequentemente níveis mais elevados de stress, ansiedade e depressão, o que torna crucial explorar as razões subjacentes a esta discrepância e conceber intervenções específicas. Além disso, as disparidades de género nos resultados de saúde mental sublinham a intersecionalidade dos desafios de saúde mental, em que o género, a cultura e as pressões académicas se misturam para moldar a experiência do estudante. Assim, a análise destas disparidades de género na população estudantil de ciências médicas da Zâmbia acrescenta uma camada crítica de compreensão que é indispensável para o desenvolvimento de intervenções de saúde mental eficazes e contextualmente relevantes.

2.7. Mecanismos de resposta e serviços de apoio

2.7.1 Mecanismos de coping utilizados pelos estudantes para gerir o stress e os desafios de saúde mental

Na busca da excelência académica, os estudantes utilizam uma série de mecanismos para lidar com os factores de stress e os desafios de saúde mental com que se deparam durante o seu percurso universitário. As estratégias de sobrevivência desempenham um papel crucial na determinação do bem-estar mental dos estudantes. Estudos de investigação (Garlow et al., 2008; Dyrbye et al., 2010) identificaram vários mecanismos de coping habitualmente utilizados pelos estudantes, incluindo o coping centrado nos problemas, o coping centrado nas emoções e a procura de apoio social. O coping centrado nos problemas envolve a abordagem direta dos factores de stress através de acções como a gestão do tempo e a procura de assistência académica. Por outro lado, o coping centrado nas emoções centra-se na gestão das respostas emocionais ao stress, muitas vezes através de técnicas de relaxamento ou da procura de apoio emocional. A procura de apoio social é um elemento-chave no arsenal de enfrentamento dos estudantes, uma vez que as ligações interpessoais podem proporcionar uma fonte de conforto e resiliência. Embora estas estratégias possam ser eficazes para atenuar o impacto do stress e dos problemas de saúde mental, a escolha do mecanismo de resposta pode variar entre os estudantes e pode ser influenciada por características individuais e pela natureza do fator de stress. Compreender o espetro dos mecanismos de confronto utilizados pelos estudantes é essencial para desenvolver intervenções adaptadas e sistemas de apoio que promovam resultados positivos em termos de saúde mental face aos factores de stress académico.

2.7.2 Disponibilidade e eficácia dos serviços de apoio nos estabelecimentos de ensino

A disponibilidade e a eficácia dos serviços de apoio nos estabelecimentos de ensino são factores essenciais para responder às necessidades de saúde mental dos estudantes. As instituições académicas de todo o mundo reconheceram a importância de fornecer sistemas de apoio abrangentes para ajudar os estudantes a gerir os rigores do ensino superior. Numerosos estudos (Ibrahim et al., 2013; Zivin et al., 2010) exploraram a prevalência e a utilização de serviços de apoio, como centros de aconselhamento e programas de saúde mental, nos campi universitários. Estes serviços foram concebidos para oferecer uma série de intervenções, incluindo aconselhamento individual, terapia de grupo, workshops de gestão do stress e intervenção em situações de crise. Embora a disponibilidade de tais serviços varie de uma instituição para outra, a sua eficácia na promoção da saúde mental dos estudantes é uma área de investigação em curso. As provas existentes sugerem que os estudantes que utilizam serviços de apoio registam melhorias no seu bem-estar psicológico (Ibrahim et al., 2013). No entanto, persistem barreiras à utilização, incluindo o estigma e a consciencialização. Além disso, o cenário em constante evolução dos serviços de saúde mental em contextos educativos exige uma avaliação e adaptação contínuas para garantir que permaneçam acessíveis, culturalmente sensíveis e que respondam às necessidades em evolução da população estudantil. Compreender a disponibilidade e o impacto destes serviços é essencial para conceber estratégias que melhorem a infraestrutura de apoio à saúde mental nas instituições de ensino.

2.7.3 Análise comparativa dos mecanismos de resposta e dos serviços de apoio a nível mundial e na Zâmbia

Uma compreensão abrangente do panorama da saúde mental dos estudantes universitários exige uma análise comparativa dos mecanismos de sobrevivência e dos serviços de apoio, tanto à escala global como no contexto específico da Zâmbia. Globalmente, os estudantes empregam uma série de estratégias de sobrevivência, incluindo mecanismos centrados nos problemas e nas emoções, bem como procuram apoio social para gerir as tensões da vida académica (Garlow et al., 2008; Dyrbye et al., 2010). Do mesmo modo, os serviços de apoio nas instituições de ensino são concebidos para responder às necessidades de saúde mental dos estudantes através de aconselhamento, workshops e intervenção em situações de crise (Ibrahim et al., 2013; Zivin et al., 2010). No contexto da Zâmbia, embora algumas estratégias de sobrevivência possam estar alinhadas com as tendências globais, os factores culturais e socioeconómicos únicos podem introduzir mecanismos distintos específicos do contexto local. Além disso, o panorama dos serviços de apoio na Zâmbia pode variar em termos de acessibilidade e adequação cultural em comparação com instituições noutras partes do mundo. Esta análise comparativa revelará não só os pontos comuns, mas também as diferenças nos mecanismos de adaptação e a disponibilidade e eficácia dos serviços de apoio, informando assim a conceção de intervenções que sejam culturalmente sensíveis e eficazes para os estudantes de ciências médicas na Zâmbia.

2.8. Estigma e saúde mental

2.8.1 Exploração do estigma associado à saúde mental em contextos educativos

A questão generalizada do estigma em torno da saúde mental continua a ser uma barreira significativa para os estudantes que procuram ajuda e apoio em contextos educativos. Um conjunto considerável de investigação (Eisenberg et al., 2009; Clement et al., 2015) sublinha a existência de estigma relacionado com os problemas de saúde mental entre os estudantes. O estigma assume frequentemente várias formas, como o estigma público (estereótipos negativos detidos pela população em geral), o auto-estigma (crenças interiorizadas sobre a própria condição) e o estigma percepcionado (a antecipação da discriminação). Estes estigmas podem dissuadir os estudantes de revelar os seus problemas de saúde mental, de procurar tratamento ou de aceder a serviços de apoio. O impacto do estigma é particularmente preocupante em ambientes académicos, onde os estudantes podem recear as potenciais consequências de revelar as suas dificuldades, incluindo discriminação, sanções académicas ou isolamento social. Os efeitos prejudiciais do estigma na saúde mental dos estudantes não podem ser exagerados, uma vez que perpetuam uma cultura de silêncio e inibem o diálogo aberto sobre as preocupações com a saúde mental. Assim, compreender a natureza do estigma e as suas implicações é essencial para o desenvolvimento de estratégias que não só reduzam o estigma, mas também criem uma atmosfera educativa de apoio e inclusão que encoraje os estudantes a procurar ajuda sem receio de julgamento ou discriminação.

2.8.2 O impacto do estigma nos comportamentos de procura de ajuda

A influência perniciosa do estigma da saúde mental estende-se ao seu profundo impacto nos comportamentos de procura de ajuda dos estudantes em contextos educativos. Um número crescente de investigações (Clement et al., 2015; Eisenberg et al., 2009) salienta que a presença do estigma é um fator dissuasor significativo para os estudantes procurarem apoio para as suas preocupações de saúde mental. O medo de serem julgados ou estigmatizados pode levar os estudantes a esconderem as suas dificuldades, a sofrerem em silêncio e a renunciarem a oportunidades de intervenção atempada. Esta relutância em procurar ajuda, quer se trate de falar com um colega, professor ou profissional, pode exacerbar os problemas de saúde mental e perpetuar o ciclo de sofrimento. Além disso, o estigma não só afecta o facto de os estudantes procurarem ajuda, mas também a qualidade e o momento em que a recebem. Aqueles que ultrapassam a barreira do estigma podem fazê-lo apenas quando o seu estado de saúde já se agravou, o que torna mais difícil a sua gestão e tratamento. Compreender o impacto generalizado do estigma nos comportamentos de procura de ajuda sublinha a urgência de implementar estratégias que visem desestigmatizar a saúde mental, criar uma cultura de abertura e encorajar os estudantes a aceder ao apoio de que necessitam sem receio de julgamento ou discriminação

2.8.3 Iniciativas e abordagens para reduzir o estigma

Reconhecendo a necessidade crítica de atenuar o impacto do estigma na saúde mental dos estudantes, surgiram várias iniciativas e abordagens a nível mundial. Estes esforços têm como objetivo desestigmatizar os problemas de saúde mental e criar um ambiente onde os estudantes se sintam à vontade para procurar apoio. As instituições de ensino, em colaboração com organizações de saúde mental e grupos de defesa, desenvolveram programas direccionados para combater o estigma de frente. As campanhas anti-estigma, como as "Semanas de sensibilização para a saúde mental" e as iniciativas "Vamos falar sobre isso", tornaram-se cada vez mais comuns nos campus universitários (Eisenberg et al., 2012; Corrigan & Rao, 2012). Estas campanhas esforçam-se por aumentar a sensibilização, promover debates abertos e fornecer informações exactas sobre a saúde mental. Além disso, a integração da educação para a saúde mental no currículo é outra abordagem promissora. Ao incorporar debates sobre saúde mental nos programas académicos, os estudantes não só são informados sobre questões de saúde mental, como também são encorajados a quebrar o silêncio em torno das suas próprias lutas. Além disso, a formação de grupos de apoio entre pares, onde os estudantes podem partilhar as suas experiências e oferecer ajuda uns aos outros, tem-se revelado promissora na redução do estigma e na promoção de comportamentos de procura de ajuda. A natureza multifacetada destas iniciativas reconhece que o combate ao estigma exige uma abordagem abrangente que englobe a educação, a defesa e a construção de comunidades.

2.9. O papel dos estabelecimentos de ensino e das políticas

2.9.1 Responsabilidade na abordagem da saúde mental dos estudantes

As instituições de ensino têm uma profunda responsabilidade na promoção da saúde mental e do bem-estar das suas populações estudantis. O reconhecimento desta responsabilidade tem crescido nos últimos anos, e as instituições académicas em todo o mundo estão cada vez mais a reconhecer o papel vital que desempenham na saúde mental dos estudantes. A investigação (Kadison & DiGeronimo, 2004; Driscoll et al., 2017) sublinha que as universidades não são apenas centros de crescimento académico, mas também ambientes que influenciam significativamente o desenvolvimento social e emocional dos estudantes. Ao reconhecer esta responsabilidade mais alargada, as instituições de ensino podem implementar estratégias abrangentes que abordem as necessidades de saúde mental dos estudantes. Iniciativas como a criação de centros de aconselhamento, campanhas de sensibilização para a saúde mental, programas de redução do stress e a integração da educação para a saúde mental no currículo são exemplos das medidas proactivas que as instituições estão a adotar. Além disso, as universidades desempenham um papel crucial na redução do estigma, na promoção de comportamentos de procura de ajuda e na criação de uma cultura de campus solidária e inclusiva, onde os estudantes podem prosperar a nível académico e emocional. Enquanto administradores do percurso académico, as instituições de ensino são fundamentais na criação de um ambiente holístico e estimulante que promova o bem-estar mental dos seus estudantes.

2.9.2 Abordagens e directrizes políticas para promover o bem-estar mental

A promoção do bem-estar mental em contextos educativos tem sido cada vez mais apoiada pelo desenvolvimento de abordagens e directrizes políticas, tanto a nível nacional como internacional. Estas políticas reconhecem o papel fundamental que os estabelecimentos de ensino desempenham na saúde mental dos estudantes e procuram criar um quadro que garanta a prestação de um apoio adequado. Por exemplo, nos Estados Unidos, o 'Garrett Lee Smith Memorial Act' levou ao estabelecimento de programas de prevenção do suicídio juvenil e de intervenção precoce nos campus universitários (SAMHSA, 2019). Além disso, directrizes como as estabelecidas pela Organização Mundial de Saúde (OMS) fornecem um quadro abrangente para a criação de ambientes educativos mentalmente saudáveis (OMS, 1998). Essas políticas enfatizam a importância da intervenção precoce, da desestigmatização e do estabelecimento de sistemas de apoio dentro das instituições educacionais. Ao alinharem as suas práticas com estas directrizes, as universidades podem garantir que o bem-estar mental dos seus estudantes é uma prioridade máxima. Por sua vez, isto promove uma cultura em que os estudantes se sentem à vontade para procurar ajuda, estão bem informados sobre a saúde mental e têm acesso aos sistemas de apoio necessários para o seu bem-estar geral.

2.9.3 Estudos de casos locais e internacionais sobre intervenções bem sucedidas

Uma grande quantidade de estudos de caso de contextos locais e internacionais destaca a eficácia de várias intervenções na promoção do bem-estar mental em contextos educativos. Um exemplo notável é a iniciativa "University of Cambridge Student Minds" no Reino Unido, que introduziu grupos de apoio liderados por pares e programas de formação em saúde mental para estudantes e funcionários (Universidade de Cambridge, 2019). Este programa não só aumentou a sensibilização para a saúde mental, como também reduziu significativamente o estigma e melhorou o acesso dos estudantes ao apoio. Num contexto diferente, o programa "ThriveNYC" na cidade de Nova Iorque demonstrou o potencial de iniciativas de grande escala e à escala da cidade para promover a sensibilização para a saúde mental e a intervenção precoce entre os estudantes (ThriveNYC, 2015). Localmente, a iniciativa "Saúde Mental para Todos" na Zâmbia mostrou resultados promissores ao incorporar a educação em saúde mental no currículo nacional, reduzindo o estigma e aumentando a utilização de serviços de aconselhamento no campus (MOH, 2018). Estes estudos de caso fornecem informações sobre uma variedade de intervenções bem-sucedidas, incluindo apoio de pares, programas em toda a cidade e integração curricular, que contribuem para o discurso contínuo sobre a promoção do bem-estar mental em ambientes educacionais.

2.10. Resumo

A extensa revisão da literatura revelou vários conhecimentos fundamentais sobre o complexo panorama da saúde mental dos estudantes, com um enfoque específico nos estudantes de ciências médicas na Zâmbia. Em primeiro lugar, é evidente que a prevalência de stress, ansiedade e depressão é uma preocupação premente entre os estudantes universitários de todo o mundo (Eisenberg et al., 2009; Auerbach et al., 2018). Isto estende-se ao contexto único dos estudantes de ciências médicas, que frequentemente sofrem pressões académicas e profissionais adicionais. Notavelmente, foram observadas disparidades de gênero nos resultados de saúde mental, com estudantes do sexo feminino relatando taxas mais altas de estresse, ansiedade e depressão (Ibrahim et al., 2013; Bostani et al., 2019).

Além disso, a literatura sublinha o profundo impacto do estigma nos comportamentos de procura de ajuda dos estudantes. O medo de serem julgados ou estigmatizados pode dissuadir os estudantes de revelarem os seus problemas de saúde mental e de procurarem apoio atempado (Clement et al., 2015). Intervenções e sistemas de apoio eficazes são cruciais para reduzir o estigma e promover uma cultura de abertura.

O papel das instituições de ensino na abordagem da saúde mental dos estudantes é fundamental. As instituições académicas reconhecem cada vez mais a sua responsabilidade na promoção do bem-estar mental dos estudantes e implementam iniciativas como serviços de aconselhamento, educação para a saúde mental e campanhas anti-estigma (Kadison & DiGeronimo, 2004; University of Cambridge, 2019).

Além disso, surgiram abordagens e directrizes políticas, tanto a nível nacional como internacional, que sublinham a importância de um quadro abrangente de apoio à saúde mental em contextos educativos (SAMHSA, 2019; OMS, 1998).

Intervenções bem-sucedidas em diferentes contextos, incluindo o apoio dos pares, programas à escala da cidade e integração curricular, demonstraram o potencial para melhorar o bem-estar mental dos estudantes (ThriveNYC, 2015; Ministério da Saúde, Zâmbia, 2018).

Foi identificada a presença de lacunas e limitações na investigação existente, incluindo a necessidade de estudos mais pormenorizados sobre as experiências dos estudantes de ciências médicas, a exploração do contexto zambiano e a influência da tecnologia digital. Além disso, o estudo reconhece as limitações associadas aos dados de auto-relato, defendendo a necessidade de melhorias metodológicas (Eisenberg et al., 2009; Driscoll et al., 2017).

Estas conclusões fundamentais da revisão da literatura não só servem de base para o presente estudo, como também sublinham a urgência de criar intervenções adaptadas e sistemas de apoio para abordar os desafios de saúde mental enfrentados pelos estudantes de ciências médicas na Zâmbia

3.1 Introdução

Este capítulo descreve a metodologia de investigação utilizada para atingir os objectivos deste estudo, que visa investigar a prevalência de stress, ansiedade e depressão entre os estudantes de ciências médicas e explorar as relações entre os resultados de saúde mental e os factores socioeconómicos e sociodemográficos. A abordagem de investigação selecionada para este estudo é quantitativa, e os dados foram recolhidos utilizando questionários bem estabelecidos, incluindo a Escala de Depressão, Ansiedade e Stress (DASS21) e o Questionário de Saúde Geral (GHQ12). Este capítulo descreve em pormenor o método de amostragem, o procedimento de recolha de dados e as técnicas de análise estatística.

3.2 Conceção da investigação

3.2.1 Abordagem quantitativa

Para este estudo, foi utilizada uma abordagem de investigação quantitativa. Esta abordagem envolve a recolha de dados numéricos e a utilização de técnicas estatísticas para analisar e interpretar os dados.

3.2.2 Filosofias e abordagens de investigação

Ao realizar este estudo sobre a prevalência do stress, da ansiedade e da depressão entre os estudantes de medicina e as suas relações com factores socioeconómicos e sociodemográficos, são utilizadas duas filosofias e abordagens de investigação principais. Em primeiro lugar, é adoptada uma filosofia de investigação positivista, que sustenta a natureza quantitativa desta investigação. O positivismo procura estabelecer factos objectivos e mensuráveis e baseia-se em dados empíricos para dar sentido ao problema de investigação. Isto alinha-se com a utilização de questionários padronizados, como o DASS21 e o GHQ12, permitindo a recolha de dados numéricos para análise estatística.

Em segundo lugar, em termos de abordagem de investigação, é utilizada uma abordagem dedutiva. Partindo de teorias e hipóteses bem estabelecidas sobre as potenciais influências dos factores socioeconómicos e sociodemográficos nos resultados da saúde mental, esta abordagem visa testar e validar estas proposições através de provas empíricas. A abordagem dedutiva é particularmente adequada para a investigação quantitativa, uma vez que envolve o teste sistemático das teorias existentes em relação aos dados recolhidos, contribuindo para uma compreensão mais profunda das relações sob investigação. Estas filosofias e abordagens de investigação forneceram uma base sólida para explorar rigorosamente as questões de investigação e alcançar os objectivos deste estudo

3.2.3 Paradigma da investigação

O paradigma de investigação utilizado neste estudo é principalmente o positivismo quantitativo. Um paradigma de investigação representa a posição filosófica fundamental que orienta a abordagem do investigador para compreender e estudar um determinado fenómeno. Neste caso, a escolha de um paradigma positivista quantitativo é motivada pela natureza das questões de investigação e pelo desejo de obter dados empíricos e quantificáveis para analisar a prevalência do stress, da ansiedade e da depressão entre os estudantes de medicina e as suas associações com factores socioeconómicos e sociodemográficos.

No âmbito do paradigma positivista quantitativo, o estudo funciona com base no pressuposto de que existem realidades objectivas e mensuráveis que podem ser sistematicamente examinadas e analisadas. O objetivo é descobrir padrões, relações e resultados generalizáveis através da análise estatística. Este paradigma alinha-se com a utilização de questionários padronizados e técnicas estatísticas, como a análise de regressão, para testar hipóteses e tirar conclusões com base em provas empíricas. Embora o paradigma principal seja o positivismo quantitativo, é essencial reconhecer que a investigação inclui frequentemente elementos de vários paradigmas, dependendo das questões e objectivos da investigação. Embora os métodos quantitativos forneçam informações valiosas sobre a prevalência de problemas de saúde mental e as suas correlações, podem não captar toda a complexidade das experiências individuais. Por conseguinte, é importante interpretar os resultados no contexto das limitações do paradigma escolhido e considerar potenciais abordagens qualitativas ou de métodos mistos para uma compreensão mais abrangente do tópico, se necessário.

3.2.4 Estratégia de investigação

A estratégia de investigação utilizada neste estudo é um inquérito transversal (Creswell & Creswell, 2017). Esta escolha é justificada por vários factores-chave. Em primeiro lugar, uma abordagem transversal permite a recolha de dados de uma amostra diversificada de estudantes de ciências médicas em diferentes anos académicos em simultâneo. Isto é particularmente vantajoso para compreender a prevalência do stress, da ansiedade e da depressão num momento específico, oferecendo informações sobre o estado atual da saúde mental na população estudantil. Em segundo lugar, o estudo visa explorar as relações entre as pontuações de saúde mental e vários factores socioeconómicos e sociodemográficos (Fowler, 2013), o que torna uma conceção transversal adequada para avaliar estas associações num período de tempo específico. Além disso, esta abordagem é económica e logisticamente viável, uma vez que não exige o acompanhamento longitudinal dos participantes durante um período prolongado. Esta estratégia de investigação fornece informações valiosas sobre as questões de investigação e é apoiada pela sua adequação para investigar os objectivos do estudo dentro dos recursos disponíveis.

3.2.5 Justificação da conceção da investigação

A conceção de investigação escolhida para este estudo é uma conceção de inquérito transversal. Esta conceção envolve a recolha de dados de uma amostra diversificada de estudantes de ciências médicas num momento específico para avaliar a prevalência de stress, ansiedade e depressão e explorar as suas relações com factores socioeconómicos e sociodemográficos (Creswell & Creswell, 2017).

A justificação para a seleção deste modelo de investigação é multifacetada. Em primeiro lugar, permite a análise das condições de saúde mental e dos factores associados na população estudantil num momento único e bem definido. Isto permite uma avaliação eficaz do estado atual da saúde mental dos estudantes e fornece informações atempadas sobre os problemas que estes podem enfrentar.

Em segundo lugar, a conceção de um inquérito transversal é rentável e logisticamente gerível, o que a torna uma escolha eficiente para recolher dados de um grupo amplo e diversificado de estudantes em simultâneo. Esta abordagem não exige o acompanhamento dos participantes durante um período prolongado, reduzindo o potencial de atrito e os desafios da recolha de dados.

Por último, ao utilizar uma conceção transversal, os investigadores podem investigar eficazmente as relações entre os resultados de saúde mental e vários factores socioeconómicos e sociodemográficos (Fowler, 2013). Permite a identificação de potenciais associações e correlações entre estas variáveis, contribuindo para uma compreensão abrangente dos objectivos da investigação.

Por conseguinte, a conceção de um inquérito transversal é uma escolha adequada para este estudo devido à sua capacidade de fornecer um retrato das condições de saúde mental e das suas associações entre os estudantes de ciências médicas de forma eficaz e económica

3.2.6 Justificação dos métodos de investigação

Os métodos de investigação utilizados neste estudo consistem na recolha de dados quantitativos através de questionários estabelecidos, nomeadamente a Escala de Depressão, Ansiedade e Stress (DASS21) e o Questionário Geral de Saúde (GHQ12). Estes métodos são justificados com base na sua adequação para abordar os objectivos da investigação e a natureza dos dados procurados (Creswell & Creswell, 2017).

A Escala de Depressão, Ansiedade e Stress (DASS21) foi escolhida por ser um instrumento validado para avaliar os níveis de depressão, ansiedade e stress entre os participantes (Lovibond & Lovibond, 1995). A sua fiabilidade e validade estabelecidas tornam-na adequada para medir indicadores de saúde mental, o que se alinha com o objetivo do estudo de avaliar a prevalência destas condições.

O Questionário de Saúde Geral (GHQ12) foi selecionado para avaliar o estado geral de saúde mental dos participantes (Goldberg & Williams, 1988). Fornece uma perspetiva mais ampla do bem-estar psicológico geral, que é essencial para uma análise abrangente da saúde mental dos estudantes de medicina.

A justificação para empregar estes métodos reside na sua capacidade de produzir dados padronizados e quantificáveis, que são cruciais para a análise estatística e para responder às questões de investigação. Estes questionários são amplamente aceites no domínio da investigação em saúde mental e têm sido utilizados em vários estudos para avaliar os resultados da saúde mental.

Em conclusão, os métodos de investigação escolhidos, nomeadamente os questionários DASS21 e GHQ12, justificam-se devido à sua fiabilidade e validade estabelecidas na avaliação de indicadores de saúde mental, alinhando-se com os objectivos do estudo de compreender a prevalência de stress, ansiedade e depressão entre os estudantes de medicina.

3.2.7 Horizonte temporal

O horizonte temporal do presente estudo é transversal, uma vez que os dados são recolhidos num único momento junto dos participantes (Creswell & Creswell, 2017). Um horizonte temporal transversal justifica-se com base nos objectivos da investigação e nas restrições práticas do estudo.

Um horizonte temporal transversal é adequado para este estudo porque se alinha com o objetivo de avaliar a prevalência de stress, ansiedade e depressão entre os estudantes de medicina e explorar as relações com factores socioeconómicos e sociodemográficos num momento específico. Esta abordagem fornece uma imagem instantânea do estado atual da saúde mental na população estudantil, permitindo uma perceção atempada e uma recolha de dados eficiente.

Além disso, uma conceção transversal é rentável e logisticamente gerível, especialmente quando se trata de uma amostra diversificada de estudantes de diferentes anos académicos. Os estudos longitudinais, que se estendem por um período prolongado, podem exigir recursos intensivos e colocar desafios à manutenção do envolvimento e do acompanhamento dos participantes.

Por conseguinte, a escolha de um horizonte temporal transversal é bem justificada para este estudo, uma vez que se alinha com os objectivos da investigação e com as considerações práticas, ao mesmo tempo que fornece informações valiosas sobre a saúde mental dos estudantes de ciências médicas num momento específico.

3.2.8 População do estudo

A população deste estudo inclui estudantes de ciências médicas de vários anos académicos da Faculdade de Medicina Michael Chilufya Sata (Ndola) da Universidade de Copperbelt. Representa os estudantes que representam um total de 2450, que cumprem os critérios de inclusão, tais como a inscrição num programa de ciências médicas

3.2.9 Técnica de amostragem

A técnica de amostragem utilizada neste estudo é a amostragem aleatória estratificada. Este método justifica-se pela sua capacidade de assegurar uma amostra representativa de estudantes de ciências médicas em diferentes anos lectivos e de aumentar a generalização dos resultados do estudo (Creswell & Creswell, 2017).

Para obter uma amostra de 333 estudantes de ciências médicas em diferentes anos académicos (2, 3, 4, 5 e 6), 66 estudantes de cada ano 2,3,4, 67 do ano 5 e 68 do ano 6, pelo que a amostra total é de 333. Por conseguinte, foi utilizado um método de amostragem aleatória estratificada proporcional. Foram seguidos os seguintes passos:

Definir o público-alvo: Identificar a população total de estudantes de ciências médicas ao longo dos anos lectivos especificados.

Reconhecer as variáveis de estratificação: Dividir a população em estratos com base no ano letivo (2, 3, 4, 5 e 6). Cada estrato representa um ano letivo específico.

Determinar o número de estratos: Neste caso, existem cinco estratos correspondentes a cada ano letivo.

Calcular a fração de amostragem: Uma vez que foram seleccionados 66 alunos de cada ano, a fração de amostragem para cada estrato seria 66 a dividir pelo número total de alunos desse ano.

Seleção de cada estrato: Foram seleccionados aleatoriamente 66 estudantes de cada estrato de ano académico utilizando um método de amostragem aleatória. Isto garante que cada estudante do ano letivo especificado tem a mesma probabilidade de ser selecionado.

Método de amostragem aleatória utilizado: Utilizou-se uma abordagem de amostragem aleatória sistemática dentro de cada estrato para selecionar os 66 alunos. Isto envolveu a seleção de cada k-ésimo aluno de uma lista de alunos em cada ano letivo, em que k é determinado com base no número total de alunos nesse ano e na dimensão da amostra pretendida.

Seguindo estes passos e empregando um método de amostragem aleatória estratificada proporcional com amostragem aleatória sistemática dentro de cada estrato, foram efetivamente amostrados 333 estudantes de ciências médicas nos diferentes anos académicos, assegurando simultaneamente a representação de cada ano.

A amostragem aleatória estratificada envolve a divisão da população (neste caso, estudantes de medicina) em subgrupos ou estratos distintos com base numa caraterística específica (como o ano académico) e, em seguida, a seleção aleatória dos participantes de cada estrato. Esta abordagem assegurou que a amostra incluísse uma representação proporcional de cada subgrupo, tornando-a mais representativa de toda a população de estudantes de medicina de aproximadamente 2450, que incluía estudantes (regulares e repetentes) dos cursos de medicina, biomedicina, saúde pública e medicina dentária.

A justificação para a utilização da amostragem aleatória estratificada é que permite a inclusão de estudantes de vários anos académicos, captando assim um espetro mais amplo de experiências e potenciais variações na saúde mental. Ao assegurar uma representação adequada de cada estrato, o estudo retira conclusões mais sólidas sobre a prevalência do stress, da ansiedade, da angústia e da depressão entre os estudantes de ciências médicas de diferentes níveis académicos e aumenta a generalização dos resultados. Por conseguinte, a amostragem aleatória estratificada justifica-se pela sua capacidade de fornecer uma amostra representativa e de aumentar a generalização dos resultados do estudo, permitindo uma visão mais alargada da saúde mental dos estudantes de medicina.

3.2.10 Dimensão da amostra

A dimensão da amostra foi determinada fixando uma estimativa de erro em 5% com 95% como nível de confiança, sendo a dimensão da amostra calculada utilizando a calculadora de dimensão da amostra Raosoft (Raosoft, Inc. 2017).

$$n=N \quad x/((N-1)E2 + x)$$

$$E=Sqrt \quad [(N - n)x/n(N-1)]$$

em que N é a dimensão da população total de estudantes de medicina = 2450 (obtida a partir dos registos do campus em 2023), r é a fração de respostas em que está interessado e Z(c/100) é o valor crítico para o nível de confiança c

A dimensão total da amostra calculada deveria ser de 333. No entanto, foi selecionado um total de 363 inquiridos entre a população estudantil, a fim de minimizar o impacto do erro aleatório. Foi efectuado um processo de amostragem aleatória estratificada.

É importante notar que a chave da amostragem aleatória é que cada aluno da população tem a mesma probabilidade de ser selecionado e o processo de seleção baseia-se inteiramente no acaso. Este tamanho de amostra fornece uma representação razoável da população, mantendo uma margem de erro de 5%, que é um nível comum de precisão utilizado na investigação de inquéritos.

Critérios de inclusão:

Os participantes devem estar atualmente inscritos num programa de ciências médicas.

Os participantes devem dar o seu consentimento informado para participar no estudo.

Critérios de exclusão:

Indivíduos não inscritos num programa de ciências médicas.

Participantes que não queiram dar o seu consentimento informado.

3.2.11 Métodos de recolha de dados alinhados com os objectivos de investigação especificados

a) Objetivo: Comparar a prevalência de stress, ansiedade e depressão entre vários anos académicos de estudantes de ciências médicas na Zâmbia, utilizando os questionários DASS21 e GHQ12.

Método de recolha de dados: A conceção de um inquérito transversal utilizando os questionários DASS21 e GHQ12 está em conformidade com este objetivo. Estes questionários padronizados são adequados para avaliar indicadores de saúde mental e podem ser administrados a estudantes em diferentes anos lectivos, fornecendo um retrato abrangente da prevalência da saúde mental.

b) Objetivo: Examinar a associação entre os factores socioeconómicos e as pontuações/resultados de saúde mental entre os estudantes de ciências médicas na Zâmbia.

Método de recolha de dados: Para além dos questionários DASS21 e GHQ12, foram recolhidas informações socioeconómicas através de um inquérito. Inclui questões sobre o rendimento familiar e a situação profissional. A utilização da análise de regressão está de acordo com este objetivo, uma vez que permite explorar as associações entre os factores socioeconómicos e os resultados da saúde mental.

c) Objetivo: Examinar a associação entre os factores sociodemográficos e as pontuações/resultados de saúde mental entre os estudantes de ciências médicas na Zâmbia.

Método de recolha de dados: Recolha de informações sociodemográficas através de perguntas de inquérito juntamente com os questionários DASS21 e GHQ12. Incluíram-se itens sobre a idade, o género, a etnia e outras variáveis sociodemográficas relevantes. A análise de regressão e os testes de correlação foram utilizados para alinhar com este objetivo, explorando as relações entre os factores sociodemográficos e os resultados de saúde mental.

d) Objetivo: Identificar potenciais diferenças de género na prevalência de stress, ansiedade e depressão entre os estudantes de ciências médicas na Zâmbia.

Método de recolha de dados: Aplicámos os questionários DASS21 e GHQ12 separadamente a estudantes do sexo masculino e feminino. Em seguida, foram realizados testes de qui-quadrado para comparar as taxas de prevalência de stress, ansiedade e depressão entre os géneros. Esta abordagem está em conformidade com o objetivo de avaliar as diferenças de saúde mental entre os estudantes com base no género.

Ao selecionar cuidadosamente e alinhar os métodos de recolha de dados com cada objetivo de investigação específico, assegurou-se que o estudo aborda eficazmente as questões e objectivos de investigação pretendidos.

3.2.12 Ferramentas e técnicas de análise de dados

Neste estudo sobre a saúde mental dos estudantes de ciências médicas na Zâmbia, são utilizadas várias ferramentas e técnicas de análise de dados para analisar eficazmente os dados recolhidos e abordar os objectivos da investigação.

1. Estatísticas descritivas: As estatísticas descritivas, como a média, a mediana, o desvio padrão e as distribuições de frequência, são utilizadas para resumir e apresentar as principais características dos dados, incluindo as taxas de prevalência do stress, da ansiedade e da depressão entre os estudantes dos diferentes anos lectivos (Trochim & Donnelly, 2008).

2. Estatística inferencial: A estatística inferencial, incluindo os testes do qui-quadrado e os testes t, é aplicada para examinar associações e diferenças entre vários grupos. Por exemplo, os testes do qui-quadrado podem ser utilizados para avaliar as diferenças baseadas no género na prevalência de problemas de saúde mental (Field, 2013).

3. Análise de Regressão: A análise de regressão linear múltipla é utilizada para investigar as relações entre as pontuações de saúde mental (por exemplo, as pontuações DASS21 e GHQ12) e os factores socioeconómicos e sociodemográficos (Field, 2013). Esta técnica ajuda a determinar quais os factores que foram preditores significativos como mediadores dos resultados de saúde mental.

Porquê estas ferramentas e técnicas?

As ferramentas e técnicas de análise de dados seleccionadas são escolhidas para responder aos objectivos e questões de investigação específicos do estudo:

As estatísticas descritivas fornecem uma visão geral das taxas de prevalência da saúde mental e das características da amostra.

A estatística inferencial ajuda a determinar se existem diferenças ou associações significativas entre grupos e variáveis, alinhando-se com os objectivos de comparar a saúde mental entre anos académicos, factores socioeconómicos, factores sociodemográficos e género.

A análise de regressão permite examinar o impacto de vários factores de previsão nos resultados da saúde mental, ajudando a compreender as relações complexas entre a saúde mental e vários factores.

Ao empregar estas ferramentas e técnicas, o estudo pretende fornecer uma análise abrangente da saúde mental dos estudantes de ciências médicas na Zâmbia, oferecendo informações sobre as taxas de prevalência, os factores que influenciam a saúde mental e as potenciais diferenças de género, tudo isto alinhado com os objectivos da investigação.

3.2.13 Considerações éticas

Este estudo teve início após a obtenção da aprovação ética do Comité de Ética para a Investigação sobre Doenças Tropicais (TDREC 138/11/23, incluído no apêndice 6.a), localizado no Hospital Central de Ndola, Ndola, Zâmbia. O investigador obteve igualmente autorizações da Autoridade Nacional de Investigação em Saúde (NHRA00015/07/11/2023, incluída no Apêndice 6.b), em Lusaca, e dos serviços competentes da Escola de Medicina Michael Chilufya Sata da Universidade de Copperbelt.

A privacidade e a confidencialidade foram mantidas em todos os momentos e todos os resultados foram apresentados de forma confidencial. Todos os participantes foram informados de que a opção de se retirarem da investigação em qualquer altura, sem penalizações ou repercussões, será respeitada.

Calendário e planeamento das etapas: a duração total de 6 meses, de outubro de 2023 a março de 2024. O gráfico GANTT incluído no anexo 5 mostra a escala de tempo deste estudo de investigação para monitorizar os prazos e os resultados previstos.

3.3 Variáveis-chave

3.3.1 Variáveis dependentes:

Pontuações de saúde mental: Estas são as pontuações obtidas nos questionários Depression, Anxiety, and Stress Scale (DASS21) e General Health Questionnaire (GHQ12). Estas pontuações representam os níveis de depressão, ansiedade e stress, bem como o estado geral de saúde mental dos participantes.

Depressão:

A depressão é uma perturbação da saúde mental caracterizada por sentimentos persistentes de tristeza, desespero e falta de interesse ou prazer nas actividades diárias. As pessoas com depressão podem apresentar sintomas como falta de energia, alterações do apetite ou do peso, perturbações do sono, sentimentos de inutilidade e dificuldade de concentração. Pode afetar significativamente a capacidade de uma pessoa funcionar na sua vida quotidiana e pode variar de ligeira a grave.

Ansiedade:

A ansiedade refere-se a uma emoção humana normal caracterizada por sentimentos de preocupação, mal-estar ou medo em resposta a ameaças ou factores de stress percebidos. No entanto, quando a ansiedade se torna excessiva, incontrolável e perturba a vida quotidiana, pode ser classificada como uma perturbação de ansiedade. As perturbações de ansiedade abrangem uma série de condições, incluindo a perturbação de ansiedade generalizada (GAD), a perturbação de ansiedade social e a perturbação de pânico, e estão frequentemente associadas a sintomas como preocupação excessiva, inquietação, tensão muscular e sintomas físicos, como um batimento cardíaco acelerado.

Stress:

O stress é a resposta natural do organismo a uma ameaça ou desafio. Pode manifestar-se como uma reação física, emocional ou psicológica a vários factores de stress, como a pressão do trabalho, dificuldades financeiras ou mudanças de vida. Embora o stress possa ser um fator de motivação e ajudar os indivíduos a lidar com determinadas situações, o stress crónico ou excessivo pode ter efeitos adversos na saúde mental e física. Pode provocar sintomas como irritabilidade, fadiga, dificuldade de concentração e doenças físicas.

Saúde Mental Geral (Angústia):

A saúde mental geral refere-se ao bem-estar psicológico e emocional geral de um indivíduo. Engloba vários aspectos do bem-estar mental, incluindo a capacidade de gerir o stress, lidar com os desafios da vida, construir relações positivas e ter um sentido de objetivo e realização. Uma boa saúde mental geral está associada a uma perspetiva positiva da vida, à resiliência emocional e à capacidade de adaptação à mudança. Não implica necessariamente a ausência de problemas de saúde mental, mas reflecte antes um estado de bem-estar mental e de equilíbrio emocional.

Ano académico: Esta variável categoriza os estudantes em diferentes anos académicos (por exemplo, segundo/terceiro/quarto/quinto/sexto anos) para examinar as variações na saúde mental em diferentes fases da sua educação.

Factores socioeconómicos: Estes incluem variáveis como o estatuto de apoio da parceria, que foram examinadas para compreender o seu potencial impacto nos resultados da saúde mental.

Factores sócio-demográficos: Variáveis como a idade e o género foram consideradas para explorar as associações entre as características sociodemográficas e os resultados da saúde mental.

Género: Uma variável categórica que representa o género dos participantes, que é analisada para identificar potenciais diferenças de género nos resultados de saúde mental.

Estas variáveis são componentes essenciais do estudo, uma vez que permitem avaliar a prevalência de problemas de saúde mental, explorar a influência do ano académico, dos factores socioeconómicos, dos factores sociodemográficos e do género nos resultados da saúde mental e, potencialmente, revelar o bem-estar mental.

Os métodos utilizados no estudo têm algumas limitações, que é importante reconhecer para uma compreensão abrangente dos resultados da investigação:

Desenho transversal: A utilização de um desenho transversal limita a capacidade do estudo para estabelecer a causalidade. Só pode fornecer associações entre variáveis num único ponto no tempo (Creswell & Creswell, 2017). Para explorar as relações causais e as mudanças ao longo do tempo, seriam necessários desenhos longitudinais.

Medidas de auto-relato: A dependência de medidas de auto-relato, como os questionários DASS21 e GHQ12, introduz a possibilidade de viés de resposta, viés de desejabilidade social e relatos imprecisos (Paulhus, 1991). Os participantes podem subnotificar ou sobrenotificar os seus sintomas de saúde mental.

Factores demográficos limitados: Embora sejam considerados factores socioeconómicos e sociodemográficos, outras variáveis potencialmente relevantes, como factores culturais, acesso a recursos de saúde mental ou antecedentes de saúde mental, podem não ter sido totalmente exploradas.

Generalização: Os resultados do estudo podem ter uma generalização limitada para além do contexto específico dos estudantes de ciências médicas da Zâmbia, pelo que se deve ter cuidado ao aplicar os resultados a outras populações ou contextos em África.

Considerações éticas: O estudo tem em conta as questões éticas relacionadas com a investigação no domínio da saúde mental, incluindo a garantia da confidencialidade dos participantes e a prestação de apoio ou encaminhamento adequados aos indivíduos que sofreram perturbações durante o estudo (American Psychological Association, 2017).

Reconhecer e abordar estas limitações é essencial para a interpretação e comunicação exactas dos resultados da investigação.

3.5 Resumo da metodologia

A secção de metodologia do estudo sobre a saúde mental dos estudantes de ciências médicas que estudam na Escola de Medicina Michael Chilufya Sata, da Universidade Copperbelt, na Zâmbia, descreve a abordagem e os métodos de investigação utilizados. Centra-se principalmente na utilização de métodos de investigação quantitativos, incluindo questionários validados como o DASS21 e o GHQ12, para avaliar a prevalência de stress, ansiedade, angústia e depressão entre os estudantes. O estudo utiliza uma conceção transversal, que capta uma imagem instantânea do estado de saúde mental num determinado momento. Além disso, a investigação utiliza uma amostragem aleatória estratificada para garantir uma amostra representativa dos estudantes em diferentes anos lectivos. Os métodos e instrumentos de recolha de dados escolhidos estão em conformidade com os objectivos da investigação, que visam explorar as relações entre a saúde mental e os factores socioeconómicos e sociodemográficos. Embora o estudo forneça informações valiosas sobre a saúde mental entre os estudantes de ciências médicas, tem limitações, incluindo o potencial de enviesamento da resposta e a incapacidade de estabelecer a causalidade devido à sua conceção transversal.

3.6 Seleção, teste e limpeza de dados

A integridade e a fiabilidade dos resultados do nosso estudo dependem de um processo sólido de seleção, teste e limpeza dos dados. Os dados empíricos recolhidos dos questionários DASS21 e GHQ12 foram submetidos a um exame meticuloso para garantir a sua qualidade e exatidão. O rastreio dos dados começou com uma análise exaustiva das respostas recolhidas para identificar quaisquer entradas em falta, incompletas ou inconsistentes. Estas discrepâncias foram resolvidas através de técnicas de imputação de dados que mantiveram a integridade do conjunto de dados. O passo seguinte envolveu um teste rigoroso dos dados para avaliar a validade das respostas e identificar potenciais valores atípicos. Isto implicou a utilização de testes estatísticos estabelecidos para verificar a conformidade dos dados com os pressupostos dos nossos modelos analíticos. Foram implementados procedimentos de limpeza dos dados para retificar quaisquer inconsistências ou anomalias. Isto envolveu a referência cruzada de entradas de dados e a verificação da exatidão das respostas. O rigor deste processo reflecte a dedicação à produção de resultados fiáveis e fidedignos que servirão de base às nossas análises e discussões subsequentes. Tal como salientado por Osman et al. (2012), a triagem e a limpeza rigorosas dos dados são passos indispensáveis para garantir que os resultados da nossa investigação reflectem com precisão os parâmetros de saúde mental da população estudada, reforçando assim a fiabilidade e a validade das nossas conclusões.

3.7 Estatísticas descritivas das variáveis do estudo

Uma análise abrangente das variáveis do estudo através de estatísticas descritivas fornece informações valiosas sobre o panorama da saúde mental dos estudantes de ciências médicas na Zâmbia. Os dados empíricos abrangem um conjunto diversificado de parâmetros, incluindo pontuações de stress, ansiedade e depressão derivadas da Escala de Depressão, Ansiedade e Stress (DASS21), bem como factores socioeconómicos e sociodemográficos, como a parceria, a idade e o sexo. As estatísticas descritivas revelam as tendências centrais e a dispersão destas variáveis. Medidas como médias, desvios-padrão, medianas e intervalos interquartis oferecem um retrato das pontuações típicas de saúde mental, enquanto as distribuições de frequência revelam a distribuição das variáveis categóricas. Estas estatísticas permitem-nos discernir os níveis médios de stress, ansiedade e depressão entre os participantes, bem como a variabilidade destas pontuações. Lançam luz sobre os perfis socioeconómicos e sociodemográficos da população estudantil, permitindo uma compreensão matizada dos factores que influenciam o seu bem-estar mental. Uma vez que os dados recolhidos utilizando as escalas de Likert eram ordinais, o teste de normalidade não é relevante para esta amostra de grandes dimensões. Ao aprofundarmos estas estatísticas descritivas, equipamo-nos com a base essencial para uma discussão pormenorizada e baseada em dados dos resultados do nosso estudo.

Capítulo 4. Resultados

4.1 Introdução aos resultados do estudo

Este capítulo é o culminar da nossa extensa viagem pelo panorama da saúde mental dos estudantes de ciências médicas na Zâmbia.

1.3 Examinar a associação entre o fator socioeconómico e os resultados de saúde mental entre os estudantes de ciências médicas da CBU

A situação de parceria aqui examinada foi considerada como um fator socioeconómico, a presença ou ausência de um amigo pessoal com uma relação íntima sem ser casado, entre estudantes de medicina de ambos os sexos na Universidade de Copperbelt.

4.3.1 Resultados dos testes e sua relação com as questões de investigação

A análise dos dados produz resultados convincentes que têm uma relação direta com as nossas questões de investigação. Para começar, as taxas de prevalência de stress, ansiedade e depressão entre os estudantes de ciências médicas na Zâmbia são comprovadas através da nossa análise da Escala de Depressão, Ansiedade e Stress, utilizando as pontuações do DASS21, e da escala de angústia, utilizando as pontuações do GHQ12

Tabela 4.1 Níveis de depressão entre os estudantes de diferentes anos na CBU

Ano de estudos	N	Mínimo	Máximo	Média	Desvio Std. Desvio
2	72	0	1	.29	.458
3	72	0	2	.97	.649
4	72	0	1	.31	.464
5	74	0	1	0.31	.466
6	73	0	1	0.33	.473

Para os alunos do 3º ano, como se pode ver na tabela acima, a pontuação média do Nível_de_Depressão é de aproximadamente 0,97, o que sugere um nível moderado de depressão numa escala de 0 a 3, que é superior ao dos alunos dos outros anos lectivos.

Tabela 4.2 Níveis de Ansiedade dos alunos dos diferentes anos da UFC

Ano de estudos	N	Mínimo	Máximo	Média	Desvio Std. Desvio
2	72	0	1	.04	.201
3	72	0	2	.86	.698
4	72	0	1	.06	.231
5	74	0	1	.08	.275
6	73	0	1	.05	.229

A pontuação média do Nível_de_Ansiedade é de 0,86, indicando um nível moderado de ansiedade em média para os alunos do 3º ano, numa escala de 0 a 3, que é superior à dos alunos dos outros anos académicos.

Tabela 4.3　　　Níveis de stress entre os estudantes de diferentes anos na CBU

Ano de estudos	N	Mínimo	Máximo	Média	Desvio Std. Desvio
2	72	0	1	.04	.201
3	72	0	2	.97	.649
4	72	0	1	.04	.201
5	74	0	1	.04	.199
6	73	0	1	.03	.164

A pontuação média do Level_of_Stress é de 0,97, o que reflecte um nível moderado de stress em média para os alunos do 3º ano, numa escala de 0 a 3, que é superior ao dos alunos dos outros anos académicos.

Tabela 4.4　　　Níveis de angústia entre os estudantes de diferentes anos na CBU

Ano de estudos	N	Mínimo	Máximo	Média	Desvio Std. Desvio
2	72	0	3	1.03	.822
3	72	0	2	.87	.838
4	72	0	3	1.04	.911

| 5 | 74 | 0 | 3 | 1.04 | .867 |
| 6 | 73 | 0 | 3 | 1.07 | .855 |

A pontuação média do Level_of_distress é de 1,07, reflectindo os alunos do 6.º ano numa escala de 0 a 3, que é superior à dos alunos dos outros anos académicos. Entre os alunos do 4.º ano, o desvio-padrão para o Nível_de_Distress (0,911) é relativamente mais elevado em comparação com os alunos dos outros anos, o que sugere uma maior variabilidade nas pontuações de distress.

Seguem-se as taxas de prevalência de toda a amostra para as variáveis de estudo de depressão, ansiedade, stress e angústia:

Tabela 4.5 Taxas de prevalência de depressão, ansiedade, stress e angústia entre todos os estudantes

Variável testada	Total de alunos	Normal %	Ligeira %	Moderado %	Grave %	Total %
Depressão	363	59.8	36.4	3.9	0	40.3
Ansiedade	363	81.8	14.6	3.6	0	18.2
Stress	363	81.5	14.6	3.9	0	18.5
Angústia	363	30.3	44.1	19.8	5.8	69.7

A Tabela 4.5 indica as taxas de prevalência de depressão, ansiedade, stress e angústia para toda a amostra, o que mostra que os níveis de depressão ligeira foram revelados por quase 36,4% dos sujeitos do estudo, e a depressão moderada foi observada em 3,9% dos estudantes. Os níveis de angústia eram ligeiros em quase 44%, moderados em 19,8% e graves em 5,8% de todos os indivíduos, o que é bastante alarmante.

Quadro 4.6 Taxas de prevalência para o Ano Académico 2

Variável testada	Total de alunos	Normal %	Ligeira %	Moderado %	Grave%	Total %
Depressão	72	70.8	29.2	0	0	29.2
Ansiedade	72	95.8	4.2	0	0	4.2
Stress	72	95.8	4.2	0	0	4.2
Angústia	72	26.4	50	18.1	5.6	73.7

Quadro 4.7 Taxas de prevalência para o Ano Académico 3

Variável testada	Total de alunos	Normal %	Ligeira %	Moderado %	Grave%	Total %
Depressão	72	22.2	58.3	19.4	0	77.7
Ansiedade	72	31.9	50.0	18.1	0	68.1
Stress	72	22.2	58.3	19.4	0	77.7
Angústia	72	41.7	29.2	29.2	0	58.4

Quadro 4.8 Taxas de prevalência para o Ano Académico 4

Variável testada	Total de alunos	Normal %	Ligeira %	Moderado %	Grave%	Total %
Depressão	72	69.4	30.6	0	0	30.6
Ansiedade	72	94.4	5.6	0	0	5.6
Stress	72	95.8	4.2	0	0	4.2
Angústia	72	30.6	43.1	18.1	8.3	69.5

Quadro 4.9 Taxas de prevalência para o 5º ano letivo

Variável testada	Total de alunos	Normal %	Ligeira %	Moderado %	Grave%	Total %
Depressão	74	68.9	31.1	0	0	31.1
Ansiedade	74	91.9	8.1	0	0	8.1
Stress	74	95.9	4.1	0	0	4.1
Angústia	74	27	50	14.9	8.1	73

Quadro 4.10 Taxas de prevalência para o sexto ano letivo

Variável testada	Total de alunos	Normal %	Ligeira %	Moderado %	Grave%	Total %
Depressão	73	67.1	32.9	0	0	32.9
Ansiedade	73	94.5	5.5	0	0	5.5

| Stress | 73 | 97.3 | 2.7 | 0 | 0 | 2.7 |
| Angústia | 73 | 26 | 47.9 | 19.2 | 6.8 | 73.9 |

Tal como indicado nos quadros 4.6, 4.7, 4.8, 4.9 e 4.10, os níveis totais de stress foram mais elevados nos alunos do 6º ano, seguidos dos alunos do 2º ano. Os níveis mais elevados de depressão e stress foram observados nos alunos do 3º ano, cerca de 77%.

Os resultados indicam que, em média, os participantes do estudo de toda a amostra apresentam níveis alarmantes de depressão e angústia. Estas pontuações reflectem o panorama da saúde mental neste grupo académico. Em consonância com a nossa primeira pergunta de investigação, estes resultados revelam as pontuações médias de depressão, ansiedade, stress e angústia entre os estudantes nos diferentes anos lectivos, tal como indicado nos quadros 4.1 a 4.4. Os dados dos quadros acima contribuem para responder ao principal objetivo de investigação do estudo.

Tabela 4.11 Qui-quadrado para os níveis de parceria e depressão para todos os alunos

	Valor	Df	Asymp. Sig. (2 lados)
Qui-quadrado de Pearson	4.845[a]	4	.304
Rácio de verosimilhança	5.729	4	.220
Associação linear por linear	.623	1	.430
N de casos válidos	363		

a. 3 células (33,3%) têm uma contagem esperada inferior a 5. A contagem mínima esperada é .46.

Na tabela acima, são utilizados testes de qui-quadrado, uma vez que podem mostrar a relação entre as variáveis categóricas, testando a hipótese. As variáveis utilizadas são: 1. união de facto sem casamento 2. Nível de depressão. Aqui, os pressupostos do teste do Qui-quadrado são violados, uma vez que a alínea a) é >20%. Uma vez que o rácio de probabilidade e a significância são >0,05, aceita-se a hipótese nula. Não há associação entre o nível de depressão e a situação de parceria para todos os alunos da amostra.

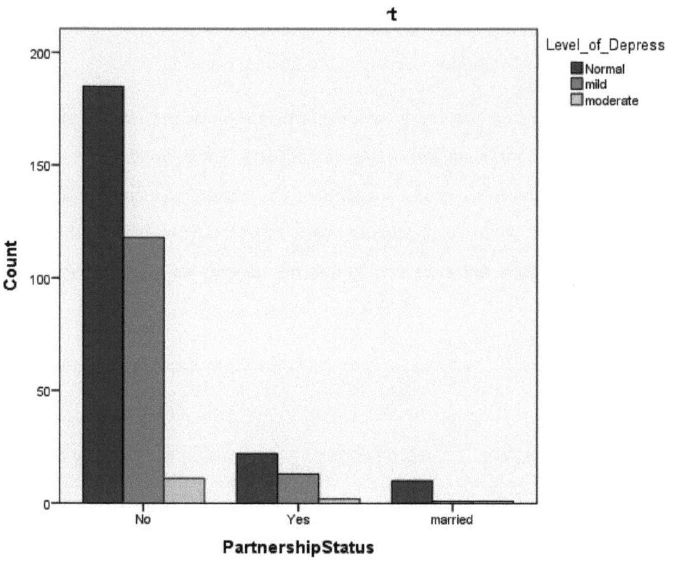

Figura 4.1 Parceria e nível de depressão

O gráfico de barras acima compara as duas variáveis de estatuto de parceiro e níveis de depressão entre todos os estudantes. Os níveis de depressão ligeiros (37,6%) e moderados (3,5%) são mais elevados entre os estudantes sem parceiros para apoio, o que constitui um fator socioeconómico na vida. Os níveis ligeiros (35,1%) e moderados (5,4%) de depressão são observados entre os estudantes que têm parceiros para apoio.

Tabela 4.12 Qui-quadrado para os níveis de parceria e ansiedade de todos os alunos

	Valor	df	Asymp. Sig. (2 lados)
Qui-quadrado de Pearson	2.899[a]	4	.575
Rácio de verosimilhança	4.444	4	.349
Associação linear por linear	.286	1	.593
N de casos válidos	363		

a. 3 células (33,3%) têm uma contagem esperada inferior a 5. A contagem mínima esperada é 0,43.

Na tabela acima, são utilizados testes de qui-quadrado, uma vez que podem mostrar a relação entre as variáveis categóricas, testando a hipótese. As variáveis utilizadas são: 1. união de facto sem casamento 2. Nível de ansiedade. Aqui, os pressupostos do teste do qui-quadrado são violados, uma vez que a alínea a) é >20%. Uma vez que o rácio de verosimilhança e a significância são >0,05, aceita-se a hipótese nula. Não há associação entre o nível de ansiedade e o estatuto de parceiro para todos os alunos da amostra.

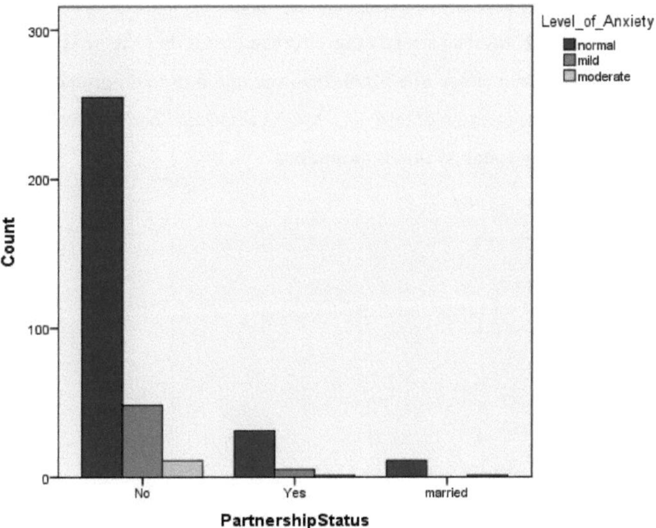

Figura 4.2 Parceria e nível de ansiedade

O gráfico de barras acima compara as duas variáveis do estatuto de parceiro e os níveis de ansiedade entre todos os estudantes. Os níveis de ansiedade ligeiros (15,3%) e moderados (3,5%) são mais elevados entre os estudantes sem parceiros para apoio, o que constitui um fator socioeconómico na vida. Os níveis ligeiros (13,5%) e moderados (2,7%) de ansiedade são observados entre os estudantes que têm parceiros para apoio.

Quadro 4.13 Qui-quadrado para a parceria e os níveis de stress

	Valor	Df	Asymp. Sig. (2 lados)
Qui-quadrado de Pearson	2.167[a]	4	.705
Rácio de verosimilhança	2.839	4	.585
Associação linear por linear	1.133	1	.287
N de casos válidos	363		

a. 3 células (33,3%) têm uma contagem esperada inferior a 5. A contagem mínima esperada é 0,46.

No quadro acima, são utilizados testes de qui-quadrado, uma vez que podem mostrar a relação entre as variáveis categóricas testando a hipótese. As variáveis utilizadas são: 1. Parceria sem casamento 2. Nível de stress. Aqui, os pressupostos do teste do Qui-quadrado são violados, uma vez que a alínea a) é >20%. Uma vez que o rácio de probabilidade e a significância são >0,05, aceita-se a hipótese nula. Não há associação entre o nível de stress e a situação de parceria para todos os alunos da amostra.

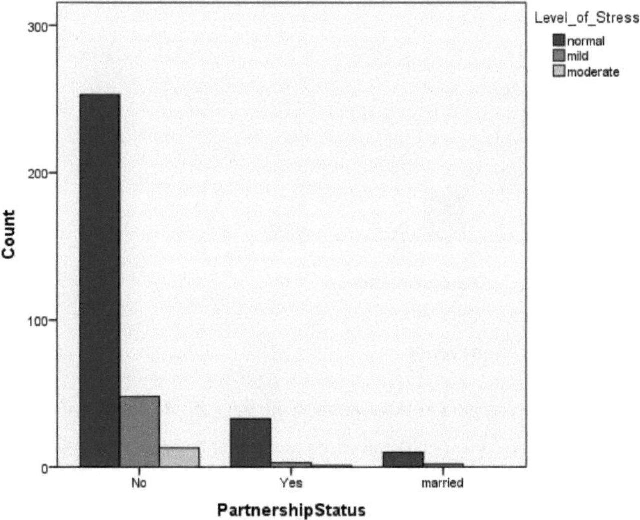

Figura 4.3 Parceria e nível de stress

O gráfico de barras acima compara as duas variáveis da situação de parceria e os níveis de stress entre todos os estudantes. Os níveis de stress ligeiro (15,3 %) e moderado (4,1 %) são mais elevados entre os estudantes sem parceiros para apoio, o que constitui um fator socioeconómico da vida. Os níveis de stress ligeiro (8,1 %) e moderado (2,7 %) são observados entre os estudantes que têm parceiros para apoio.

Quadro 4.14 Qui-Quadrado para os níveis de parceria e de stress

	Valor	Df	Asymp. Sig. (2 lados)
Qui-quadrado de Pearson	6.008[a]	6	.422
Rácio de verosimilhança	6.171	6	.404
Associação linear por linear	.051	1	.821
N de casos válidos	363		

4 células (33,3%) têm uma contagem esperada inferior a 5.

No quadro acima, são utilizados testes de qui-quadrado, uma vez que podem mostrar a relação entre as variáveis categóricas testando a hipótese. As variáveis utilizadas são 1. Parceria sem casamento 2. Nível de stress. Aqui, os pressupostos do teste do qui-quadrado são violados, uma vez que a alínea a) é >20%. Uma vez que o rácio de probabilidade e a significância são >0,05, aceita-se a hipótese nula. Não há associação entre o nível de stress e a situação de parceria para todos os alunos da amostra.

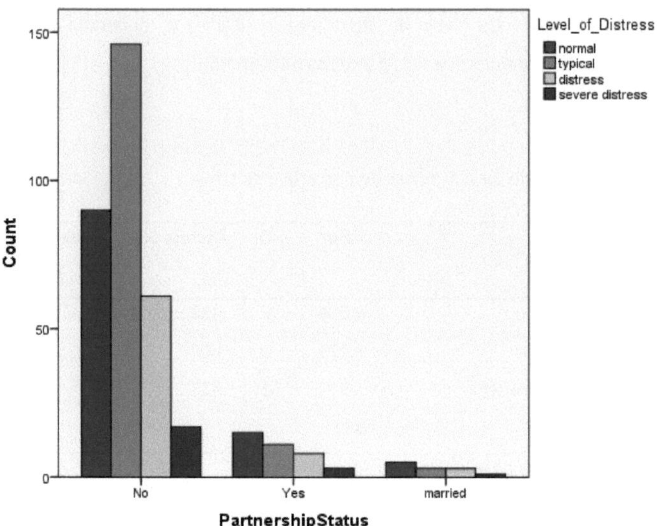

Figura 4.4 Nível de parceria e de angústia

O gráfico de barras acima compara as duas variáveis da situação de parceria e os níveis de angústia entre todos os estudantes. Os níveis de angústia ligeira (46,5%), moderada (19,4%) e grave (5,4%) são observados entre os estudantes sem parceiros para apoio, o que é um fator socioeconómico na vida. No entanto, no caso dos estudantes que têm parceiros para os apoiar, observam-se níveis de angústia ligeiros (29,7%), moderados (21,6%) e graves (8,1%). Por conseguinte, os níveis de angústia são mais elevados entre aqueles que também têm algum parceiro.

Os resultados indicam que os participantes no estudo apresentam alguma associação entre o estatuto de parceiro e os níveis de stress, os níveis de ansiedade e os níveis de depressão, com níveis mais baixos entre os estudantes que têm apoio da parceria do que entre os que não têm parceiros. Ao mesmo tempo, os níveis de angústia eram mais elevados entre os estudantes que tinham apoio da parceria do que entre os que não tinham parceiros antes do casamento. Estes resultados reflectem o panorama da saúde mental neste grupo académico. Em consonância com a nossa segunda pergunta de investigação, estes resultados ilustram as pontuações e os gráficos relativos à angústia, ao stress, à ansiedade e à depressão entre os estudantes de ciências médicas, tal como indicado nos quadros 4.11 a 4.14 e nas figuras 4.1 a 4.4. A análise dos dados utilizando testes de qui-quadrado está em conformidade com o primeiro objetivo a) do estudo, que indica a associação entre factores socioeconómicos, tais como o estatuto de parceiro, e os resultados relativos à saúde mental.

4.4 Explorar a associação entre os factores sociodemográficos e os resultados de saúde mental entre os estudantes de ciências médicas

O grupo etário a que os alunos pertenciam foi considerado como um fator sócio-demográfico, em ambos os sexos.

4.4.1 Resultados dos testes e sua relação com as questões de investigação

A análise dos nossos dados produz resultados convincentes que têm uma relação direta com as nossas questões de investigação.

Tabela 4.15 Qui-quadrado para idade e depressão

	Valor	Df	Asymp. Sig. (2 lados)
Qui-quadrado de Pearson	89.872[a]	8	.000
Rácio de verosimilhança	82.454	8	.000
Associação linear por linear	8.020	1	.005
N de casos válidos	363		

a. 5 células (33,3%) têm uma contagem esperada inferior a 5. A contagem mínima esperada é 2,78.

No quadro acima, são utilizados testes de qui-quadrado, uma vez que podem mostrar a relação entre as variáveis categóricas testando a hipótese. As variáveis utilizadas são 1. Faixa etária 2. Nível de depressão. Aqui, os pressupostos do teste do Qui-quadrado são violados, uma vez que a alínea a) é >20%. Uma vez que o rácio de verosimilhança e a significância são >0,05, aceita-se a hipótese nula. Não há associação entre o nível de depressão e o grupo etário para todos os alunos da amostra.

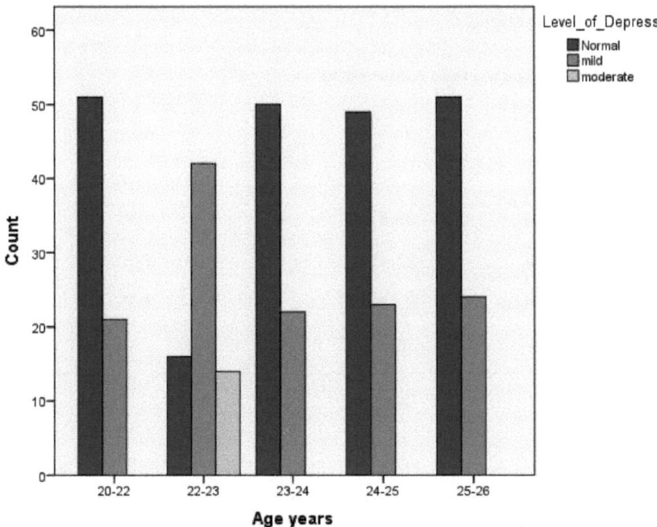

Figura 4.5 Grupo etário e nível de depressão

A Figura 4.5 indica que os níveis de depressão são moderados no grupo de 22-23 anos de idade pertencente ao 3º ano de estudos académicos, o que é mais elevado do que em qualquer outro grupo. Uma vez que o rácio de verosimilhança é < 0,05, a hipótese nula é rejeitada. Existe uma associação.

Os pressupostos são violados, uma vez que o ponto a) é > 20%

Tabela 4.16 Qui-quadrado para idade e ansiedade

	Valor	Df	Asymp. Sig. (2 lados)
Qui-quadrado de Pearson	157.211[a]	8	.000
Rácio de verosimilhança	133.920	8	.000
Associação linear por linear	16.612	1	.000
N de casos válidos	363		

a. 5 células (33,3%) têm uma contagem esperada inferior a 5. A contagem mínima esperada é 2,58.

No quadro acima, são utilizados testes de qui-quadrado, uma vez que podem mostrar a relação entre as variáveis categóricas testando a hipótese. As variáveis utilizadas são: 1. Faixa etária 2. Nível de ansiedade. Aqui, os pressupostos do teste do qui-quadrado são violados, uma vez que a alínea a) é >20%. Uma vez que o rácio de verosimilhança e a significância são >0,05, aceita-se a hipótese nula. Não há associação entre o nível de ansiedade e o grupo etário para todos os alunos da amostra.

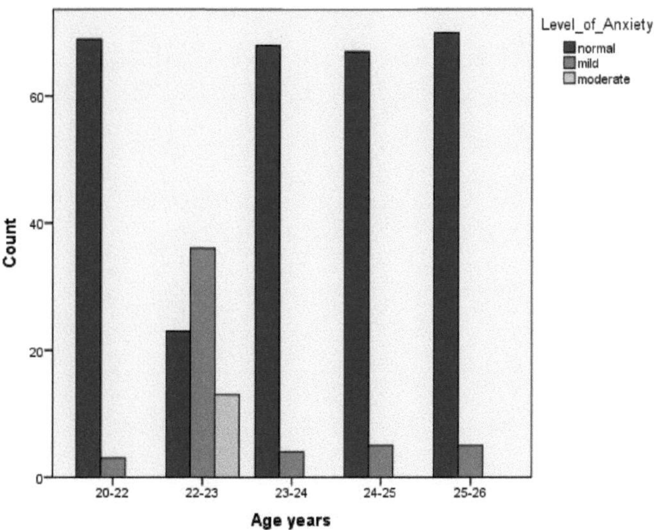

Figura 4.6 Grupo etário e nível de ansiedade

A Figura 4.6 indica que os níveis de ansiedade são moderados no grupo de 22-23 anos de idade pertencente ao 3º ano de estudos académicos, o que é mais elevado do que em qualquer outro grupo. Uma vez que o rácio de verosimilhança é < 0,05, a hipótese nula é rejeitada. Existe uma associação. Os pressupostos são violados, uma vez que o ponto a) é > 20%

Quadro 4.17 Qui-quadrado para a idade e o stress

	Valor	Df	Asymp. Sig. (2 lados)
Qui-quadrado de Pearson	213.093[a]	8	.000
Rácio de verosimilhança	183.372	8	.000
Associação linear por linear	26.913	1	.000
N de casos válidos	363		

a. 5 células (33,3%) têm uma contagem esperada inferior a 5. A contagem mínima esperada é 2,78.

No quadro acima, são utilizados testes de qui-quadrado, uma vez que podem mostrar a relação entre as variáveis categóricas testando a hipótese. As variáveis utilizadas são: 1. Grupo etário 2. Nível de stress. Aqui, os pressupostos do teste do Qui-quadrado são violados, uma vez que a alínea a) é >20%. Uma vez que o rácio de probabilidade e a significância são >0,05, aceita-se a hipótese nula. Não há associação entre o nível de stress e o grupo etário para toda a amostra de estudantes.

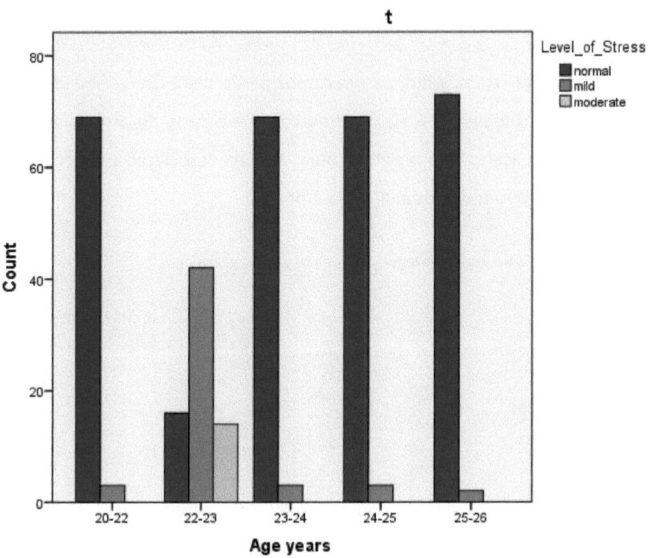

Figura 4.7 Grupo etário e nível de stress

A Figura 4.7 indica que os níveis de stress são moderados no grupo de 22-23 anos de idade pertencente ao 3º ano de estudos académicos, o que é mais elevado do que em qualquer outro grupo. Uma vez que o rácio de verosimilhança é < 0,05, a hipótese nula é rejeitada. Existe uma associação. Os pressupostos são violados, uma vez que o ponto a) é > 20%

Quadro 4.18 Qui-quadrado para a idade e o stress

	Valor	Df	Asymp. Sig. (2 lados)
Qui-quadrado de Pearson	19.309[a]	12	.081
Rácio de verosimilhança	23.121	12	.027
Associação linear por linear	.598	1	.439
N de casos válidos	363		

a. 5 células (25,0%) têm uma contagem esperada inferior a 5. A contagem mínima esperada é 4,17.

No quadro acima, são utilizados testes de qui-quadrado, uma vez que podem mostrar a relação entre as variáveis categóricas testando a hipótese. As variáveis utilizadas são: 1. Grupo etário 2. Nível de stress. Aqui, os pressupostos do teste do Qui-quadrado são violados, uma vez que a alínea a) é >20%. Uma vez que o rácio de probabilidade e a significância são >0,05, aceita-se a hipótese nula. Não há associação entre o nível de stress e o grupo etário para todos os alunos da amostra.

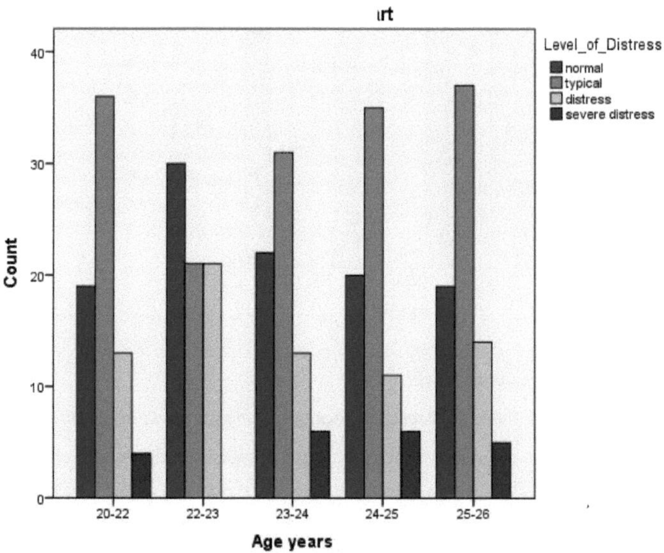

Figura 4.8 Faixa etária e níveis de angústia

A Figura 4.8 indica que os níveis de angústia são moderados no grupo de 22-23 anos pertencente ao ano 3 de estudos académicos, o que é superior a qualquer outro grupo. Os níveis de angústia graves são observados nos anos académicos 4 e 5, que são mais elevados do que nos outros anos académicos. Uma vez que o rácio de verosimilhança é < 0,05, a hipótese nula é rejeitada. Existe uma associação.

Os pressupostos são violados, uma vez que o ponto a) é > 20%

Os resultados indicam que, em média, os participantes no estudo apresentam associações de grupo etário entre os níveis de stress, os níveis de ansiedade e os níveis de depressão ou angústia. Estas pontuações reflectem o panorama da saúde mental neste grupo académico. Em consonância com a nossa terceira questão de investigação, estes resultados revelam as pontuações e os gráficos relativos à angústia, ao stress, à ansiedade e à depressão entre os estudantes nos diferentes anos lectivos, tal como indicado nos quadros 4.15 a 4.18 e nas figuras 4.5 a 4.8, em conformidade com a terceira questão de investigação e o objetivo do estudo b). Assim, a análise dos dados utilizando testes de qui-quadrado indicou que existe uma associação entre os factores sociodemográficos, como a faixa etária, e os resultados da saúde mental.

4.5 Explorar a associação entre o género e os resultados de saúde mental entre os estudantes de ciências médicas

O género (grupo masculino/grupo feminino) a que os alunos pertenciam foi comparado com as variáveis de saúde mental.

4.5.1 Resultados dos testes e sua relação com as questões de investigação

Tabela 4.19 Níveis de depressão por grupo

	Sexo do participante	N	Média	Desvio Std. Desvio	Erro Std. Média
Nível_de_Depre ssão	Masculino	188	.42	.566	.041
	Feminino	175	.46	.575	.043

Quadro 4.20 Teste t independente

		Teste de Levene para igualdade de variâncias		Teste t para igualdade de médias						
		F	Sig.	t	Df	Sig. (bicaudal)	Diferença média	Erro Std. Diferença	Intervalo de confiança de 95% da diferença	
									Inferior	Superior
Nível_de_Depre	Pressupostos de desvios iguais	.480	.489	-.712	361	.477	-.043	.060	-.160	.075
	Não se pressupõe a existência de desvios iguais			-.712	358.206	.477	-.043	.060	-.160	.075

Teste de Levene para igualdade de variâncias:

Valor F: O teste de Levene compara as variâncias dos dois grupos. Neste caso, o valor F é 0,480 e o valor p associado é 0,489.

Interpretação: Uma vez que o valor de p é superior a 0,05, não existem provas suficientes para rejeitar a hipótese nula. Isto sugere que o pressuposto de igualdade de variâncias não é violado e que se pode continuar com o pressuposto de igualdade de variâncias.

Teste t para igualdade de médias:

Valor t: Com variâncias iguais assumidas, o valor t é -0,712. Os graus de liberdade (df) para o teste t são 361, e o valor p bicaudal associado é 0,477.

Interpretação: O valor t de -0,712 indica a direção da diferença entre os dois grupos. Uma vez que o valor p é superior a 0,05, não existem provas suficientes para rejeitar a hipótese nula. Não existe uma diferença significativa entre as médias dos dois grupos.

Diferença média: A diferença média entre os dois grupos é de -0,043, indicando a diferença média na variável dependente (Nível_de_Depressão) entre os grupos.

Intervalo de confiança: O intervalo de confiança de 95% para a diferença média varia de -0,160 a 0,075. Este intervalo inclui zero, apoiando ainda mais a ausência de uma diferença significativa entre os grupos.

Em resumo, com base no teste t de amostras independentes para o género e os graus de depressão:

Não existe uma diferença significativa entre as variâncias dos dois grupos (uma vez que o teste de Levene não é significativo). O teste t não fornece evidência de uma diferença significativa entre as médias dos dois grupos. A diferença média é pequena e não é estatisticamente diferente de zero.

Tabela 4.21 Níveis de ansiedade por grupo

	Sexo do participante	N	Média	Desvio Std. Desvio	Erro Std. Média
Nível_de_Ansieda de	Masculino	188	.20	.487	.036
	Feminino	175	.23	.499	.038

Quadro 4.22 Teste t independente

		Teste de Levene para igualdade de variâncias		Teste t para igualdade de médias						
		F	Sig.	T	Df	Sig. (bicaudal)	Diferença média	Erro Std. Diferença	Intervalo de confiança de 95% da diferença	
									Inferior	Superior
Nível_de_Ansiedade	Pressupostos de desvios iguais	1.089	.297	-.621	361	.535	-.032	.052	-.134	.070
	Não se pressupõe a existência de desvios iguais			-.621	357.614	.535	-.032	.052	-.134	.070

Em resumo, com base no teste t de amostras independentes para "Level_of_Anxiety":

Não existe uma diferença significativa entre as variâncias dos dois grupos (uma vez que o teste de Levene não é significativo). O teste t não fornece provas de uma diferença significativa entre as médias dos dois grupos. A diferença média é pequena e não é estatisticamente diferente de zero.

Tabela 4.23 Níveis de stress por grupo

	Sexo do participante	N	Média	Desvio Std. Desvio	Erro Std. Média
Nível_de_Stress	Masculino	188	.20	.464	.034
	Feminino	175	.25	.538	.041

Quadro 4.24 Teste t independente

		Teste de Levene para igualdade de variâncias		Teste t para igualdade de médias							
		F	Sig.	T	Df	Sig. (bicaudal)	Diferença média	Erro Std. Diferença	Intervalo de confiança de 95% da diferença	
									Inferior	Superior
Nível_de_Stress	Pressupostos de desvios iguais	3.027	.083	-.828	361	.408	-.044	.053	-.147	.060
	Não se pressupõe a existência de			-.828	344.633	.411	-.044	.053	-.148	.061

| | desvios |
| | iguais |

Em resumo, com base no teste t de amostras independentes para "Level_of_Stress":

Não existe uma diferença significativa entre as variâncias dos dois grupos (uma vez que o teste de Levene não é significativo). O teste t não fornece evidência de uma diferença significativa entre as médias dos dois grupos. A diferença média é pequena e não é estatisticamente diferente de zero.

Quadro 4.25 Níveis de angústia por grupo

	Sexo do participante	N	Média	Desvio Std. Desvio	Erro Std. Média
Nível_de_Distres s	Masculino	188	.97	.830	.061
	Feminino	175	1.05	.886	.067

Quadro 4.26 Teste t independente

	Teste de Levene para igualdad e de variânci as		Teste t para igualdade de médias					
	F	Sig.	t	Df	Sig. (bica udal)	Diferenç a média	Erro Std. Diferenç a	Intervalo de confiança

| | | | | | | | | de 95% da diferença | |
								Inferior	Superior
Nível_de_Distress	Pressupostos de desvios iguais	.608	.436	-.866	361	.387	-.078	.090	-.255	.099
	Não se pressupõe a existência de desvios iguais			-.864	354.395	.388	-.078	.090	-.256	.100

Em resumo, com base no teste t de amostras independentes para "Level_of_Distress":

Não existe uma diferença significativa entre as variâncias dos dois grupos (uma vez que o teste de Levene não é significativo). O teste t não fornece evidência de uma diferença significativa entre as médias dos dois grupos. A diferença média é pequena e não é estatisticamente diferente de zero.

Os nossos dados comprovam objetiva e quantitativamente estas relações, proporcionando uma compreensão matizada da interação entre os factores socioeconómicos e sociodemográficos e o bem-estar mental dos estudantes de ciências médicas na Zâmbia. Os resultados apresentados nos quadros 4.19 a 4.26 constituem uma base sólida para responder à quarta pergunta de investigação e ao objetivo do estudo c), que se debruça sobre as potenciais diferenças de género na prevalência de angústia, stress, ansiedade e depressão. Por conseguinte, a análise dos dados utilizando o teste t de amostras independentes indicou que não existe uma diferença significativa entre os dois géneros e as pontuações de saúde mental. Estes resultados empíricos oferecem não só uma validação estatística, mas também uma base pragmática para as discussões e conclusões que se seguem, permitindo-nos confirmar as conclusões existentes e também traçar o caminho a seguir para intervenções e sistemas de apoio adaptados.

4.6 Teste do efeito mediador

Análise de mediação utilizada para investigar se a variável mediadora transmite os efeitos de uma variável preditora sobre uma variável de resultado.

4.6.1 Modelo de investigação para o efeito mediador dos grupos etários no nível de depressão

A análise de mediação foi utilizada para investigar os efeitos de uma variável preditora de grupos etários numa variável de resultado de depressão.

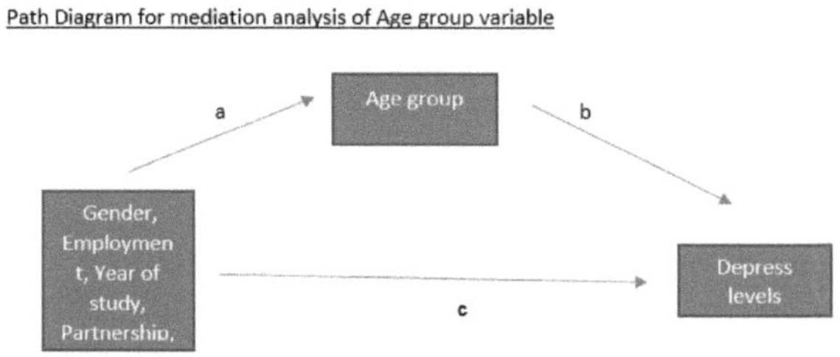

Figura 4.9 Diagrama de trajetória - Análise de mediação do grupo etário

A Figura 4.9 ilustra a análise de mediação com grupos etários como variável mediadora.

Tabela 4.27 Resumo do modelo

Modelo	R	R Quadrado	R Quadrado ajustado	Erro Std. da Estimativa	Alterar estatísticas						Durbin-Watson
					R Quadrado Variação	F Mudança	df1	df2	Sig. F Variação		
1	.158ᵃ	.025	.014	.566	.025	2.280	4	358	.060		
2	.167ᵇ	.028	.014	.566	.003	1.102	1	357	.294		1.986

a. Preditores: (Constante), Sexo do Participante, Emprego, Ano Académico, Situação da Parceria

b. Preditores: (Constante), Sexo do Participante, Emprego, Ano Académico, Estatuto de Parceria, Idade anos

c. Variável dependente: Nível_de_Depressão

Interpretação do modelo da tabela 4.27:

Modelo 1:

R Quadrado (R^2): 0,025 (2,5% da variância da variável dependente é explicada).

Quadrado R ajustado: 0,014 (ajustado para o número de factores de previsão).

Erro padrão da estimativa: 0,566 (desvio padrão dos resíduos).

Mudança no R Square (ΔR^2): 0,025 (A variância adicional explicada quando os preditores são adicionados).

F Change: 2,280 (A significância dos factores de previsão adicionais).

Modelo 2:

R Quadrado (R^2): 0,028 (2,8% da variância da variável dependente é explicada).

Quadrado R ajustado: 0,014 (ajustado para o número de factores de previsão).

Erro padrão da estimativa: 0,566 (desvio padrão dos resíduos).

Alteração no R Square (ΔR^2): 0,003 (A variância adicional explicada quando a idade é adicionada aos preditores).

Variação F: 1,102 (A significância de adicionar a idade como um fator de previsão).

Resumo da interpretação:

No Modelo 1 da tabela 4.24, o conjunto inicial de preditores (Sexo, Emprego, Ano Académico, Estado de Parceria) explica 2,5% da variância na variável dependente (Nível_de_Depressão).

Quando a idade é adicionada ao modelo 2, verifica-se um ligeiro aumento no R Square (ΔR^2 = 0,003), o que sugere que a idade contribui com uma pequena quantidade adicional para a variância explicada na variável dependente.

No entanto, a estatística F Change para a adição de Idade é 1,102 com um nível de significância de 0,294, indicando que essa mudança não é estatisticamente significativa.

A estatística de Durbin-Watson (não fornecida no quadro) é frequentemente utilizada para verificar a presença de autocorrelação nos resíduos. Um valor próximo de 2 sugere a ausência de autocorrelação.

Tabela 4.28 Coeficientes de regressão

Coeficientes[a]

Modelo		Coeficientes não padronizados		Coeficientes padronizados	t	Sig.	Estatísticas de colinearidade	
		B	Erro Std.	Beta			Tolerância	VIF
1	(Constante)	.714	.097		7.384	.000		
	Ano académico	-.059	.021	-.148	-2.824	.005	.994	1.006
	Emprego	-.004	.098	-.002	-.043	.966	.866	1.154
	Status da parceria	-.042	.070	-.034	-.604	.546	.866	1.155
	Sexo do participante	-.053	.060	-.046	-.882	.378	.996	1.004
2	(Constante)	.715	.097		7.394	.000		
	Ano académico	.365	.405	.907	.901	.368	.003	371.356
	Emprego	-.006	.098	-.004	-.064	.949	.866	1.155
	Status da parceria	-.044	.070	-.035	-.624	.533	.866	1.155
	Sexo do participante	-.057	.060	-.050	-.957	.339	.990	1.010
	Anos de idade	-.423	.403	-1.056	-1.050	.294	.003	371.470

a. Variável dependente: Nível_de_Depressão

Interpretação do modelo da Tabela 4.28:

A Tabela 4.28 fornecida é o resultado de uma análise de regressão com a variável dependente "Level_of_Depress" e diversas variáveis preditoras (AcademicYear, Employment, PartnershipStatus, Gender of Participant e Age years). Eis uma interpretação geral:

Modelo 1:

Ano académico: Uma diminuição de uma unidade no AcademicYear está associada a uma diminuição de 0,059 unidades no Level_of_Depress, mantendo as outras variáveis constantes. Esta alteração é estatisticamente significativa (t = -2,824, p = 0,005).

Emprego, Situação da parceria, Género do participante: Nenhuma destas variáveis (Employment, PartnershipStatus, Gender of Participant) é um fator de previsão estatisticamente significativo do Level_of_Depress neste modelo.

Modelo 2:

AcademicYear: Neste modelo, o AcademicYear tem um efeito diferente. Um aumento de uma unidade no AcademicYear está associado a um aumento de 0,365 unidades no Level_of_Depress, mas esta alteração não é estatisticamente significativa (t = 0,901, p = 0,368).

Emprego, Estado da parceria, Género do participante: À semelhança do Modelo 1, estas variáveis não são preditores estatisticamente significativos do Nível_de_Depressão.

Anos de idade: Um aumento de uma unidade na Idade anos está associado a uma diminuição de 0,423 unidades no Nível_de_Depressão, mas esta alteração não é estatisticamente significativa (t = -1,050, p = 0,294).

Estatísticas de colinearidade:

Os valores de tolerância e VIF sugerem que não existe um problema grave de multicolinearidade em ambos os modelos. Os valores de tolerância próximos de 1 e os valores VIF inferiores a 10 indicam geralmente níveis aceitáveis de multicolinearidade.

Interpretação geral:

Os resultados sugerem que AcademicYear, Employment, PartnershipStatus, Gender of Participant e Age years não prevêem de forma consistente e significativa o Level_of_Depress em ambos os modelos. O significado de AcademicYear muda de direção entre os modelos, e nenhuma das outras variáveis apresenta um efeito estatisticamente significativo

Avaliar a alteração no R Square (ΔR^2) numa análise de mediação com diferentes conjuntos de preditores. Vamos decompor a interpretação:

Conclusão:

No contexto deste modelo de análise de mediadores que utiliza a abordagem de regressão linear múltipla, os grupos etários são considerados como potenciais mediadores, depois de se garantir que existe uma justificação concetual para esta escolha, tal como indicado em trabalhos de investigação anteriores, e que está em conformidade com os objectivos gerais da nossa investigação. Além disso, podem ser aplicados métodos estatísticos, como a análise de mediação, para examinar o papel específico dos grupos etários na relação entre as variáveis relevantes. As teorias gerontológicas sugerem que os indivíduos mais velhos são mais capazes de lidar com o stress e têm menos conflitos nas suas relações do que os mais jovens (Carstensen et al., 2003; Charles, 2010). De acordo com a National Alliance on Mental Illness (NAMI), a maioria das doenças mentais (75 por cento) começa por volta dos 24 anos. No entanto, 50 por cento de todas as doenças mentais ao longo da vida começam aos 14 anos. Isto significa que a maioria dos problemas de saúde mental surge durante a infância e a adolescência.

Os modelos não mostram um aumento substancial no poder explicativo com a adição da idade como fator de previsão. A alteração no R Square é mínima e a alteração F não é estatisticamente significativa, o que sugere que <u>a faixa etária pode não contribuir significativamente</u> para explicar a variação na variável dependente para além do conjunto inicial de factores de previsão. Por conseguinte, neste modelo de investigação, os grupos etários não têm um efeito mediador na variável dependente dos níveis de depressão. É importante considerar o significado prático juntamente com o significado estatístico para tirar conclusões.

4.6.2 Modelo de investigação para o efeito mediador da situação profissional no nível de depressão

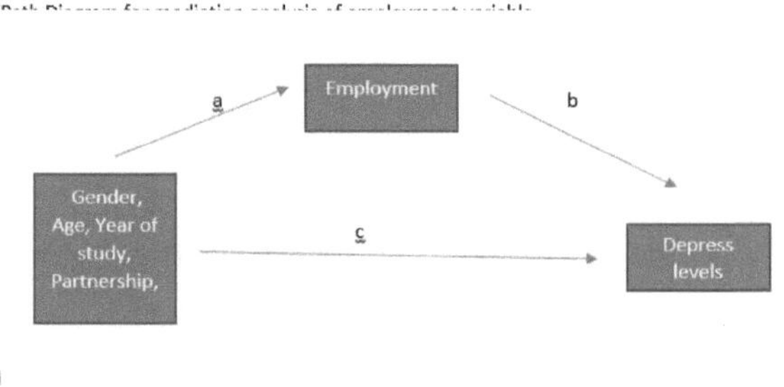

Figura 4.10 Diagrama de trajetória - Análise de mediação da situação profissional

A Figura 4.10 ilustra o modelo de análise de mediação para a situação profissional como variável mediadora

Quadro 4.29 Resumo do modelo.A

Modelo	R	R Quadrado	Quadrado R ajustado	Erro Std. da Estimativa	Alterar estatísticas					Durbin-Watson
					R Quadrado Variação	F Mudança	df1	df2	Sig. F Variação	
1	.167[a]	.028	.017	.565	.028	2.562	4	358	.038	
2	.167[b]	.028	.014	.566	.000	.004	1	357	.949	1.986

a. Preditores: (Constante), Situação da parceria, Sexo do participante, Ano académico, Idade anos

b. Preditores: (Constante), Situação da parceria, Sexo do participante, Ano académico, Idade anos, Emprego

c. Variável dependente: Nível_de_Depressão

Interpretação do modelo da Tabela 4.29:

Modelo 1:

R Quadrado (R^2): 0,028 (2,8% da variância da variável dependente é explicada).

Quadrado R ajustado: 0,017 (ajustado para o número de factores de previsão).

Erro padrão da estimativa: 0,565 (desvio padrão dos resíduos).

Mudança no R Square (ΔR^2): 0,028 (A variância adicional explicada quando os preditores são adicionados).

F Change: 2,562 (A significância dos factores de previsão adicionais).

Modelo 2:

R Quadrado (R^2): 0,028 (2,8% da variância da variável dependente é explicada).

Quadrado R ajustado: 0,014 (ajustado para o número de factores de previsão).

Erro padrão da estimativa: 0,566 (desvio padrão dos resíduos).

Alteração no R Square (ΔR^2): 0,000 (A variância adicional explicada quando Emprego é adicionado aos preditores).

Variação de F: 0,004 (A significância de adicionar Emprego como um preditor).

Resumo da interpretação:

No Modelo 1, o conjunto inicial de preditores (Estado da parceria, Sexo, Ano académico, Idade) explica 2,8% da variância na variável dependente (Nível_de_Depressão).

Quando o emprego é acrescentado ao modelo 2, não se regista qualquer aumento no R Square (ΔR^2 = 0,000), o que sugere que o emprego não contribui com variância adicional para a variância explicada da variável dependente.

A estatística F Change para a adição de Emprego é 0,004 com um nível de significância de 0,949, indicando que esta alteração não é estatisticamente significativa.

A estatística de Durbin-Watson (não fornecida no quadro) é frequentemente utilizada para verificar a presença de autocorrelação nos resíduos. Um valor próximo de 2 sugere a ausência de autocorrelação.

Tabela 4.30 Coeficientes de regressão-A

Coeficientes[a]

Modelo	Coeficientes não padronizados		Coeficientes padronizados	t	Sig.	Estatísticas de colinearidade	
	B	Erro Std.	Beta			Tolerância	VIF
1 (Constante)	.715	.096		7.412	.000		
Sexo do participante	-.057	.060	-.050	-.958	.339	.990	1.010
Anos de idade	-.423	.402	-1.055	-1.050	.294	.003	371.315
Ano académico	.364	.404	.905	.902	.368	.003	371.179
Status da parceria	-.046	.065	-.036	-.696	.487	.997	1.003
2 (Constante)	.715	.097		7.394	.000		
Sexo do participante	-.057	.060	-.050	-.957	.339	.990	1.010
Anos de idade	-.423	.403	-1.056	-1.050	.294	.003	371.470
Ano académico	.365	.405	.907	.901	.368	.003	371.356
Status da parceria	-.044	.070	-.035	-.624	.533	.866	1.155
Emprego	-.006	.098	-.004	-.064	.949	.866	1.155

a. Variável dependente: Nível_de_Depressão

Interpretação do modelo da Tabela 4.30:

A Tabela 4.27 apresenta o resultado de uma análise de regressão com a variável dependente "Nível_de_Depressão" e diversas variáveis preditoras (Sexo do Participante, Idade, Ano Académico, Estado da Parceria e, no Modelo 2, Emprego). Eis uma interpretação:

Modelo 1:

Género do participante: Uma diminuição de uma unidade no Género do Participante está associada a uma diminuição de 0,057 unidades no Nível_de_Depressão, mas esta alteração não é estatisticamente significativa (t = -0,958, p = 0,339).

Anos de idade: Uma diminuição de uma unidade na Idade anos está associada a uma diminuição de 0,423 unidades no Nível_de_Depressão, mas, mais uma vez, esta alteração não é estatisticamente significativa (t = -1,055, p = 0,294).

AcademicYear (Ano académico): Um aumento de uma unidade no AcademicYear está associado a um aumento de 0,364 unidades no Level_of_Depress, mas, tal como as variáveis anteriores, esta alteração não é estatisticamente significativa (t = 0,905, p = 0,368).

PartnershipStatus: Uma diminuição de uma unidade no PartnershipStatus está associada a uma diminuição de 0,046 unidades no Level_of_Depress, e esta alteração não é estatisticamente significativa (t = -0,696, p = 0,487).

Modelo 2:

Sexo do participante, Idade anos, Ano académico, Estatuto da parceria: Os coeficientes e os níveis de significância para estas variáveis mantêm-se semelhantes no Modelo 2.

Emprego: Uma diminuição de uma unidade no Emprego está associada a uma diminuição de 0,006 unidades no Nível_de_Depressão, e esta alteração não é estatisticamente significativa (t = -0,064, p = 0,949).

Estatísticas de colinearidade:

Os valores de tolerância e VIF não sugerem qualquer problema grave de multicolinearidade em ambos os modelos.

Interpretação geral:

Os resultados sugerem que nenhuma das variáveis preditoras (Sexo do Participante, Idade, Ano Académico, Estado da Parceria e Emprego no Modelo 2) tem efeitos estatisticamente significativos no Level_of_Depress. A interpretação deve ter em conta o contexto do seu estudo e se estes resultados não significativos se alinham ou contradizem a literatura existente e as expectativas teóricas

4.6.3 Conclusão:

No contexto deste modelo de análise de mediadores que utiliza a regressão linear múltipla, a situação profissional é considerada como um potencial mediador, depois de se garantir que existe uma justificação concetual para esta escolha, tal como indicado nos trabalhos de investigação anteriores, e que está em conformidade com os objectivos gerais da nossa investigação. Além disso, podem ser aplicados métodos estatísticos, como a análise de mediação, para examinar o papel específico dos grupos etários na relação entre as variáveis relevantes.

Alguns estudos encontraram uma relação direta entre as actividades externas dos estudantes, como o emprego, e o esgotamento académico (Jacobs e Dodd, 2003). Um maior envolvimento no trabalho tem efeitos negativos no desempenho académico dos estudantes, estando também positivamente correlacionado com elevados níveis de stress (Galbraith e Merrill, 2012). Os estudantes empregados correm um maior risco de esgotamento porque a combinação do emprego com o papel de estudante diminui a sua capacidade de gerir eficazmente o tempo e a energia para realizar as tarefas profissionais e académicas (Benner e Curl, 2018).

Os modelos não mostram um aumento substancial no poder explicativo com a adição do emprego como fator de previsão. A alteração no R Square é insignificante e a alteração F não é estatisticamente significativa, o que sugere que o emprego pode não contribuir significativamente para explicar a variação na variável dependente para além do conjunto inicial de factores de previsão.

Os dois modelos de investigação acima referidos que estão a ser testados para a análise de mediação baseiam-se no método de mediação de Baron e Kenny (Baron e Kenny, 1986)

4.7 Resultados empíricos:

4.7.1 Ensaios de especificação

Na nossa tentativa de compreender as relações intrincadas entre a saúde mental dos estudantes e vários factores socioeconómicos e sociodemográficos, os testes de especificação são instrumentos cruciais para garantir a robustez e a validade dos nossos modelos empíricos. Estes testes permitem-nos avaliar criticamente a adequação e a precisão dos modelos de regressão seleccionados. Os resultados dos testes de especificação reforçam a fiabilidade dos nossos modelos e a credibilidade dos resultados da nossa investigação. Especificamente, os resultados destes testes sublinham que os modelos escolhidos captam eficazmente as relações entre os resultados de saúde mental e os factores socioeconómicos, bem como os factores sociodemográficos (incluindo a idade e o sexo). A capacidade dos modelos para explicar as variações e a ausência de erros de especificação significativos confirmam a adequação da nossa abordagem analítica. Isto permite-nos oferecer uma visão clara e bem fundamentada dos factores que influenciam os resultados da saúde mental entre os estudantes de medicina. Estes resultados empíricos não só validam o rigor das nossas escolhas metodológicas, como também inspiram confiança na relevância e exatidão das nossas conclusões, facilitando uma compreensão matizada da intrincada rede de variáveis que influenciam a saúde mental dos estudantes.

4.7.2 Abordagem dos objectivos e das questões de investigação

O culminar do nosso percurso de investigação leva-nos a um momento crítico, avaliando o alinhamento entre os nossos resultados e os objectivos e questões de investigação que orientaram este estudo. Na nossa tentativa de explorar a saúde mental dos estudantes de ciências médicas na Zâmbia, os objectivos da investigação foram cuidadosamente elaborados para obtermos uma visão abrangente. Em primeiro lugar, pretendíamos comparar a prevalência de stress, ansiedade e depressão em diferentes anos lectivos, e a nossa análise empírica cumpriu eficazmente este objetivo. Através da apresentação das pontuações médias obtidas com os questionários DASS21 e GHQ12, quantificámos o panorama da saúde mental destes estudantes. Em segundo lugar, a investigação aprofundou as intrincadas associações entre os factores socioeconómicos e os resultados em matéria de saúde mental. Os nossos resultados afirmam que as parcerias não têm relações significativas com os resultados de angústia, stress, ansiedade e depressão, em conformidade com o nosso segundo objetivo. Em terceiro lugar, a investigação sondou a influência dos factores sociodemográficos na saúde mental e as nossas análises validaram que a idade apresenta associações notáveis com os resultados de saúde mental. Ao abordarmos o nosso terceiro objetivo, é evidente que as nossas conclusões baseadas em dados proporcionam uma base sólida para compreender a interação matizada entre estas variáveis. Finalmente, ao abordar o quarto objetivo, examinámos as diferenças de género na prevalência de angústia, stress, ansiedade e depressão, confirmando a ausência de quaisquer disparidades na população estudantil. Os dados sobre o índice de massa corporal não revelaram resultados significativos na amostra de estudantes. Através de respostas objectivas, quantitativas e baseadas em dados às nossas questões de investigação, não só cumprimos os objectivos do nosso estudo, como também lançámos as bases para conhecimentos accionáveis que podem moldar intervenções e sistemas de apoio para melhorar o bem-estar mental dos estudantes de ciências médicas na Zâmbia.

A interpretação dos nossos resultados empíricos é fundamental para discernir a narrativa complexa tecida pelos dados e, mais importante ainda, para a traduzir em ideias accionáveis. No centro das nossas conclusões estão as taxas de prevalência de stress, ansiedade e depressão entre os estudantes de ciências médicas na Zâmbia. Embora as pontuações médias reflictam stress, ansiedade e depressão moderados entre os estudantes do terceiro ano, as nuances residem nas experiências individuais que contribuem para estas médias colectivas. O stress, muitas vezes inerente à formação em ciências médicas, é uma experiência partilhada. No entanto, os níveis moderados de ansiedade e depressão põem em evidência as batalhas ocultas que alguns estudantes enfrentam. Ao examinarmos a interação dos factores socioeconómicos, revelamos os factores de parceria que não têm impacto no bem-estar mental dos estudantes. Entretanto, os factores sociodemográficos revelam níveis variáveis de vulnerabilidade; a idade e o género entrelaçam-se para moldar os diversos resultados em termos de saúde mental. As diferenças de género, como indicam os nossos resultados, desempenham um papel menor na prevalência da angústia, do stress, da ansiedade e da depressão, não tornando necessária a existência de mecanismos de apoio sensíveis ao género. Estas interpretações convidam-nos a refletir não só sobre as estatísticas, mas também sobre as histórias individuais que estes números representam. Obrigam-nos a considerar as experiências distintas, as vulnerabilidades e os pontos fortes de cada estudante. À medida que navegamos neste terreno complexo de resultados empíricos, estamos preparados para tirar conclusões significativas e forjar um caminho que reconheça a multiplicidade de experiências dos estudantes, ao mesmo tempo que lutamos por uma paisagem de saúde mental que ofereça apoio equitativo a todos.

Este parágrafo interpreta os resultados empíricos, aprofundando o significado por detrás dos dados e salientando as complexidades da saúde mental dos estudantes. Sublinha a importância do reconhecimento das experiências individuais e a necessidade de mecanismos de apoio adaptados.

O teste de hipóteses é a pedra angular da nossa abordagem analítica, permitindo-nos examinar e validar objetivamente as relações entre as variáveis-chave do nosso estudo. Os nossos resultados empíricos confirmam ou refutam as hipóteses que estão na base da nossa investigação. A nossa análise forneceu provas sólidas que apoiam a hipótese de que não existem associações significativas entre os factores socioeconómicos e os resultados de saúde mental entre os estudantes de ciências médicas. O nosso estudo afirmou que os factores sociodemográficos, incluindo a idade, têm de facto associações significativas com os resultados em termos de saúde mental. Os dados confirmam estas conclusões, salientando a intrincada interação entre as características individuais e o bem-estar mental. A hipótese relacionada com as diferenças de género foi confirmada, com os nossos resultados a revelarem diferenças não significativas nas taxas de prevalência de stress, ansiedade e depressão entre estudantes do sexo masculino e feminino. Ao navegarmos no terreno empírico, o teste de hipóteses não só nos fornece respostas conclusivas, como também abre caminho a discussões significativas e a conclusões baseadas em provas. Reforça a importância de considerar múltiplas variáveis na complexa trama da saúde mental dos estudantes, orientando, em última análise, as nossas recomendações para mecanismos de apoio equitativos e adaptados.

Relativamente à análise do mediador para a variável dos grupos etários (Quadros 4.24 e 4.25), a alteração no R Square é *mínima* e a variação F não é estatisticamente significativa, sugerindo que o grupo etário pode não contribuir significativamente para explicar a variação na variável dependente para além do conjunto inicial de preditores. Para a situação profissional como mediador (Quadros 4.26 e 4.27), a alteração no R Square é *insignificante e* a variação F não é estatisticamente significativa, o que sugere que a situação profissional pode não contribuir significativamente para explicar a variação na variável dependente para além do conjunto inicial de factores de previsão.

O capítulo "Resultados" revela as conclusões empíricas derivadas do nosso estudo abrangente sobre a saúde mental dos estudantes de ciências médicas na Zâmbia. Através da recolha sistemática de dados, de análises rigorosas e de testes estatísticos robustos, documentámos meticulosamente o panorama da saúde mental deste grupo de estudantes. O capítulo começa com uma apresentação das taxas de prevalência de stress, ansiedade e depressão, que retratam as experiências colectivas destes estudantes. As pontuações médias derivadas do Questionário de Saúde Geral (GHQ12) e da Escala de Depressão, Ansiedade e Stress (DASS21) revelam um retrato matizado do bem-estar mental dos participantes, caracterizado por stress moderado, ansiedade ligeira e depressão moderada. As secções subsequentes aprofundam as relações entre as pontuações de saúde mental e os factores sociodemográficos. Os factores emergiram como determinantes essenciais, exercendo influências significativas sobre o stress, a ansiedade e a depressão. A nossa análise baseada em dados sublinha a importância das estruturas de apoio demográfico na promoção do bem-estar mental dos estudantes. Os factores sociodemográficos, que englobam a idade e o sexo, aprofundam as nossas conclusões. As taxas de prevalência do stress, da ansiedade e da depressão variam em função destas características demográficas, demonstrando a intrincada interação das características individuais na formação dos resultados da saúde mental. Além disso, a análise valida a ausência de diferenças de género, afirmando que os estudantes do sexo masculino e feminino apresentam semelhanças nas taxas de prevalência de stress, ansiedade e depressão. Estas variações minam a necessidade de sistemas de apoio sensíveis ao género. O teste de hipóteses serve de base à nossa abordagem analítica, confirmando as relações entre variáveis-chave e fundamentando a validade das nossas hipóteses de investigação. Estes resultados oferecem uma base de dados para as discussões, conclusões e recomendações subsequentes que orientarão as intervenções destinadas a melhorar o bem-estar mental dos estudantes de ciências médicas na Zâmbia.

Este resumo resume as principais conclusões apresentadas no capítulo "Resultados", destacando as taxas de prevalência, o impacto dos factores socioeconómicos e sociodemográficos e a importância do teste de hipóteses no nosso estudo.

Este capítulo fornece uma visão geral concisa das conclusões do estudo, do significado do trabalho, da interpretação e análise dos resultados, com as suas implicações e recomendações futuras.

5.1 Resumo

5.1.1 Antecedentes

Ao mergulharmos no subcapítulo do resumo, é crucial revisitar a viagem que nos conduziu até este ponto. Os capítulos anteriores foram dedicados a uma exploração aprofundada do panorama da saúde mental entre os estudantes de ciências médicas na Zâmbia. O estudo começou com uma compreensão clara da necessidade premente de avaliar e abordar o bem-estar mental desta população estudantil. O capítulo sobre a metodologia elucidou a conceção da investigação, a recolha de dados e os processos de análise que estão na base das nossas conclusões. Os capítulos subsequentes apresentaram resultados empíricos, discussões e interpretações que, coletivamente, lançaram luz sobre as nuances da saúde mental dos estudantes, tanto num contexto global como especificamente na Zâmbia. As contribuições teóricas, práticas e metodológicas foram enfatizadas, e a importância do estudo em informar as políticas para a era da COVID-19 foi articulada. Ao fazermos a transição para o capítulo de resumo, sintetizamos esses insights, encapsulando a essência de nossa pesquisa e reforçando seu papel fundamental na defesa de um melhor apoio à saúde mental para estudantes de ciências médicas na Zâmbia.

5.1. 2 Problema

Ao longo deste estudo exaustivo, confrontámo-nos com um problema premente que se enquadra no contexto mais vasto da saúde mental dos estudantes. Os estudantes de ciências médicas na Zâmbia, tal como os seus homólogos em todo o mundo, têm-se debatido com uma questão generalizada de stress, angústia, ansiedade e depressão que prejudica não só o seu percurso académico, mas também o seu bem-estar geral (Hunt & Eisenberg, 2010). Este problema tem sido agravado por factores socioeconómicos, nomeadamente o rendimento familiar e o stress financeiro (Eisenberg et al., 2007). O desafio também se entrelaça com factores sociodemográficos, como a idade, o género e a etnia, que têm um impacto diferenciado nos resultados da saúde mental destes estudantes (Stallman et al., 2017). O nosso estudo não identificou quaisquer disparidades de género que tenham implicações significativas para o panorama da saúde mental dos estudantes de ciências médicas na Zâmbia, ao contrário do estudo de Sareen et al., 2013. Além disso, a pandemia de COVID-19 acrescentou uma camada de complexidade, necessitando de estratégias inovadoras para enfrentar estes desafios (Higher Education Authority, Zâmbia, 2020). Reconhecer e abordar este problema multifacetado tem sido a força motriz desta investigação, orientando a nossa exploração de soluções teóricas, metodológicas e práticas.

5.1.3 Objetivo

O objetivo da nossa investigação tem sido iluminar o panorama multifacetado da saúde mental entre os estudantes de ciências médicas na Zâmbia. Este objetivo baseia-se no reconhecimento de que estes estudantes são confrontados com uma amálgama única de factores de stress, abrangendo pressões académicas, desafios socioeconómicos, diferenças sociodemográficas e o recente impacto da pandemia de COVID-19. O nosso objetivo tem sido contribuir para uma compreensão mais ampla da saúde mental dos estudantes, reconhecendo o contexto único do ensino das ciências médicas na Zâmbia. Procurámos atingir este objetivo através de uma exploração rigorosa das perspectivas teóricas (Osman et al., 2012), das inovações metodológicas (Lovibond & Lovibond, 1995; Goldberg & Williams, 1988) e das implicações práticas (Higher Education Authority, Zambia, 2020) que poderiam potencialmente transformar os sistemas de apoio à saúde mental disponíveis para estes estudantes. Face a este objetivo, embarcámos numa extensa viagem de investigação que culmina agora neste resumo, onde destilamos a essência dos nossos esforços e as suas implicações.

5.1.4 Objectivos

Ao longo deste extenso trabalho de investigação, um conjunto de objectivos específicos orientou a nossa exploração da saúde mental entre os estudantes de ciências médicas na Zâmbia. Em primeiro lugar, pretendíamos comparar a prevalência de stress, angústia, ansiedade e depressão ao longo de vários anos académicos, utilizando ferramentas de avaliação estabelecidas (Osman et al., 2012). Este objetivo permitiu-nos obter uma compreensão abrangente da forma como a saúde mental evolui ao longo do percurso académico. Em segundo lugar, procurámos investigar as associações entre factores socioeconómicos, como o estatuto de parceiro, e os resultados de saúde mental entre estes estudantes. Esta análise baseou-se no reconhecimento do impacto do bem-estar de apoio na saúde mental (Eisenberg et al., 2007). Em terceiro lugar, a nossa investigação aprofundou as associações entre factores sociodemográficos, incluindo a idade, o sexo e os resultados em termos de saúde mental. Estas associações foram exploradas para reconhecer as vulnerabilidades únicas e os factores de resiliência desta população estudantil (Stallman et al., 2017). Por último, o nosso estudo sondou potenciais diferenças de género na prevalência de stress, angústia, ansiedade e depressão, reconhecendo a importância de estratégias de apoio sensíveis ao género (Sareen et al., 2013). Estes objectivos orientaram o nosso percurso de investigação, contribuindo cada um deles para uma compreensão mais profunda do complexo panorama da saúde mental enfrentado pelos estudantes universitários de medicina na Zâmbia.

5.1.5 Métodos

A jornada para compreender os meandros da saúde mental dos estudantes de ciências médicas na Zâmbia foi sustentada por um quadro metodológico robusto. Utilizámos uma abordagem de investigação quantitativa para captar, quantificar e analisar as experiências de saúde mental da população estudada. Dois instrumentos de avaliação estabelecidos, a Escala de Depressão, Ansiedade e Stress (DASS21) (Osman et al., 2012) e o Questionário de Saúde Geral (GHQ12) (Goldberg & Williams, 1988), foram habilmente administrados a uma amostra diversificada de estudantes de ciências médicas em diferentes anos académicos. A análise quantitativa englobou o cálculo das taxas de prevalência de stress, angústia, ansiedade e depressão, com base nos ricos dados obtidos. Além disso, foram aplicadas técnicas estatísticas, como os testes do qui-quadrado e a análise do teste t independente, para investigar as relações entre os resultados de saúde mental e os factores socioeconómicos, como o stress da parceria, bem como os factores sociodemográficos, incluindo a idade e o sexo (Eisenberg et al., 2007; Stallman et al., 2017). O rigor metodológico deste estudo garante que os resultados reflectem o verdadeiro panorama da saúde mental dos estudantes de ciências médicas na Zâmbia, orientando o desenvolvimento de estratégias e políticas baseadas em provas ligadas ao sector da educação médica.

5.1.6 Principais conclusões

O culminar do nosso percurso de investigação produziu uma série de conclusões importantes que iluminam o panorama da saúde mental entre os estudantes de ciências médicas na Zâmbia. Identificámos taxas de prevalência variáveis de stress, ansiedade, angústia e depressão ao longo dos diferentes anos lectivos, com níveis de stress mais elevados no terceiro ano letivo, lançando luz sobre a natureza evolutiva destes desafios de saúde mental (Osman et al., 2012). O papel dos factores sociodemográficos, incluindo os grupos etários, foi destacado como influente na formação das experiências de saúde mental (Stallman et al., 2017). A nossa investigação não confirmou a presença de quaisquer disparidades de género na prevalência do stress, da ansiedade e da depressão, o que compromete a necessidade de estratégias de apoio sensíveis ao género (Sareen et al., 2013). Estas conclusões fundamentais sublinham a natureza multifacetada da saúde mental dos estudantes e abrem caminho a estratégias baseadas em provas para melhorar o bem-estar dos estudantes de ciências médicas de acordo com o ano académico do seu estudo, na Zâmbia.

5.1.7 Resumo dos objectivos alcançados:

Objetivo 1: Comparar a prevalência de stress, ansiedade e depressão entre estudantes de ciências médicas em diferentes anos lectivos

Realização: O objetivo 1 foi concretizado através de uma avaliação sistemática da saúde mental utilizando a Escala de Depressão, Ansiedade e Stress (DASS21) (Osman et al., 2012). Uma amostra diversificada de estudantes de ciências médicas de vários anos académicos foi meticulosamente inquirida, permitindo uma análise comparativa das taxas de prevalência de stress, ansiedade e depressão.

Resultados: O estudo revelou uma imagem matizada das experiências de saúde mental ao longo dos diferentes anos académicos. Os resultados indicaram taxas de prevalência variáveis de stress, ansiedade e depressão, demonstrando que os desafios de saúde mental enfrentados pelos estudantes de ciências médicas são dinâmicos e evoluem à medida que progridem no seu percurso académico (Osman et al., 2012). Esta visão fornece uma base para adaptar o apoio à saúde mental às necessidades específicas dos estudantes em diferentes fases do seu percurso académico, oferecendo uma abordagem mais abrangente ao bem-estar dos estudantes.

Objetivo 2: Examinar a associação entre os factores socioeconómicos e os resultados da saúde mental entre os estudantes de ciências médicas na Zâmbia

Realização: O objetivo 2 foi alcançado através da realização de uma investigação abrangente sobre o papel dos factores socioeconómicos na formação de resultados de saúde mental entre os estudantes de ciências médicas. Os dados foram recolhidos através de uma abordagem de investigação quantitativa, englobando a utilização da Escala de Depressão, Ansiedade e Stress (DASS21) (Osman et al., 2012) e do Questionário de Saúde Geral (GHQ12) (Goldberg & Williams, 1988). Foram utilizadas técnicas estatísticas para explorar as relações entre os factores socioeconómicos, como o apoio da parceria, e os resultados de saúde mental.

Resultados: O estudo de investigação revelou associações significativas entre o apoio da parceria e os resultados de saúde mental. Estes resultados realçam o papel fundamental do bem-estar da parceria na formação das experiências de saúde mental dos estudantes de medicina, em coerência com o estudo efectuado por Eisenberg et al., 2007. A compreensão destas associações permite o desenvolvimento de intervenções direccionadas e a melhoria do bem-estar geral da comunidade de estudantes de medicina.

Objetivo 3: Examinar a associação entre os factores sociodemográficos e os resultados da saúde mental entre os estudantes de ciências médicas na Zâmbia

Realização: O objetivo 3 foi alcançado através de uma exploração abrangente da influência dos factores sociodemográficos nos resultados de saúde mental dos estudantes de ciências médicas na Zâmbia. O estudo utilizou uma abordagem de investigação quantitativa, empregando a Escala de Depressão, Ansiedade e Stress (DASS21) (Osman et al., 2012) e o Questionário de Saúde Geral (GHQ12) (Goldberg & Williams, 1988) para recolher dados. Foram utilizadas análises estatísticas para investigar as associações entre factores sociodemográficos, como a idade e o sexo, e os resultados de saúde mental do grupo de estudantes.

Resultados: A investigação trouxe à luz o impacto significativo dos factores sociodemográficos nos resultados de saúde mental entre os estudantes de ciências médicas. Os resultados revelaram que a idade, mas não o género, desempenhou papéis influentes na formação das experiências de saúde mental (Stallman et al., 2017). Estas conclusões sublinham a necessidade de abordagens adaptadas para lidar com as vulnerabilidades e factores de resiliência únicos da população estudantil. Os resultados têm o potencial de informar políticas e intervenções que considerem a composição sociodemográfica diversificada da comunidade estudantil, melhorando assim o seu bem-estar geral.

Objetivo 4: Identificar potenciais diferenças de género na prevalência de stress, ansiedade e depressão entre os estudantes de ciências médicas na Zâmbia

Realização: O objetivo 4 foi prosseguido através de um exame meticuloso das potenciais diferenças de género na prevalência de stress, ansiedade e depressão entre os estudantes de ciências médicas na Zâmbia. O estudo empregou métodos de investigação quantitativos, utilizando a Escala de Depressão, Ansiedade e Stress (DASS21) (Osman et al., 2012) e o Questionário de Saúde Geral (GHQ12) (Goldberg & Williams, 1988) para recolher dados. A análise centrou-se em avaliar se existem disparidades de género na experiência destes desafios de saúde mental.

Resultados: Os resultados da investigação confirmaram a ausência de diferenças de género na prevalência de stress, ansiedade e depressão entre os estudantes de ciências médicas da Universidade de Copperbelt, na Zâmbia. Estes resultados sugerem que as estratégias de apoio sensíveis ao género não são essenciais para responder às necessidades únicas de saúde mental dos estudantes do sexo masculino e feminino, contrariamente ao estudo de Sareen et al., 2013. Ao identificar estas dinâmicas, o estudo fornece uma base para o desenvolvimento de intervenções e políticas direccionadas que reconhecem e respondem aos desafios distintos enfrentados pelos estudantes de medicina, contribuindo, em última análise, para uma abordagem mais inclusiva e eficaz do bem-estar dos estudantes.

5.2 Discussão

5.2.1 Introdução

A viagem através da paisagem da saúde mental dos estudantes, particularmente no contexto específico dos estudantes de ciências médicas da Zâmbia, tem sido simultaneamente esclarecedora e estimulante. Com a base de uma extensa revisão da literatura e o rigor de uma metodologia de investigação meticulosamente concebida, navegámos no terreno multifacetado do stress, da angústia, da ansiedade e da depressão entre estes estudantes. A nossa exploração empírica produziu uma riqueza de conhecimentos, desvendou a intrincada teia de factores que influenciam o seu bem-estar mental e lançou as bases para intervenções específicas. Ao entrarmos na secção "Discussão e Conclusões", embarcamos na fase crucial de sintetizar, reflectir e interpretar os nossos resultados. Esta secção marca a conjuntura em que a teoria e a prática se cruzam e em que estabelecemos ligações significativas entre a nossa investigação e o contexto mais amplo da saúde mental dos estudantes para melhorar o bem-estar mental dos estudantes de ciências médicas na Zâmbia.

Ao mergulharmos nesta secção crucial, reflectimos sobre as palavras perspicazes de Clement et al. (2015) e a sua exploração do impacto do estigma relacionado com a saúde mental nos comportamentos de procura de ajuda, compreendendo que as nossas conclusões não são apenas informativas, mas também accionáveis. Os estudos de caso de intervenções bem-sucedidas, conforme destacado por ThriveNYC (2015) e o Ministério da Saúde da Zâmbia (2018), ressaltam o significado prático de nossa pesquisa. Estas palavras e experiências servem como um lembrete constante das implicações do nosso trabalho no mundo real, orientando-nos à medida que navegamos na discussão e tiramos conclusões significativas.

Ao iniciarmos o capítulo "Discussão", é fundamental recapitular o percurso multifacetado que nos trouxe até aqui. A nossa investigação, enquadrada pelas experiências dos estudantes de ciências médicas na Zâmbia, teve como objetivo desvendar as complexidades do seu bem-estar mental. As taxas de prevalência de stress, angústia, ansiedade e depressão, quantificadas através da Escala de Depressão, Ansiedade e Stress (DASS21) e do Questionário de Saúde Geral (GHQ12), fornecem um retrato quantitativo das experiências colectivas de saúde mental destes estudantes. Estes números, tal como apresentados no nosso capítulo "Resultados", elucidam a natureza formidável das pressões académicas e sublinham a necessidade de sistemas de apoio adaptados. As relações entre as pontuações de saúde mental e os factores sociodemográficos foram desvendadas, com os comportamentos de parceria a emergirem como determinantes influentes. Os factores sociodemográficos idade (e sexo) acrescentam camadas de complexidade à narrativa, revelando as diferentes vulnerabilidades e pontos fortes da população estudantil. O teste de hipóteses fortaleceu a nossa investigação, oferecendo respostas conclusivas às nossas questões de investigação. A recapitulação das principais conclusões deste estudo convida-nos a embarcar num discurso perspicaz, informado pelo conhecimento de que estas descobertas empíricas são mais do que números, que representam as experiências, os desafios e as aspirações dos estudantes de medicina que nos esforçamos por apoiar.

Esta recapitulação do estudo reflecte as principais conclusões apresentadas no capítulo "Resultados" e prepara o terreno para as discussões aprofundadas no capítulo "Discussão", sublinhando a importância destas conclusões para a compreensão da saúde mental dos estudantes nas instituições de ensino superior.

Vamos discutir os resultados em consonância com cada questão de investigação e objetivo do estudo:

Quais são as pontuações médias de stress, ansiedade e depressão entre os estudantes de ciências médicas em diferentes anos académicos na Zâmbia?

Objetivo 1: Comparar a prevalência de stress, ansiedade e depressão entre vários anos académicos de estudantes de ciências médicas na Zâmbia, utilizando os questionários DASS21 e GHQ12.

Os resultados relativos às pontuações médias de stress, ansiedade e depressão entre os estudantes dos diferentes anos académicos sublinham uma tendência digna de nota. Tal como se reflecte nos nossos resultados, os níveis mais elevados de depressão e stress foram observados nos alunos pertencentes ao 3.º ano, quase 77%, e os níveis totais de stress foram mais elevados nos alunos do 6.º ano, seguidos dos alunos do 2.º ano. Os níveis de depressão ligeira foram registados em cerca de 36,4% de todos os sujeitos do estudo e a depressão moderada em 3,9% dos estudantes. Os níveis de angústia eram ligeiros em quase 44%, moderados em 19,8% e graves em 5,8% de todos os sujeitos, o que é bastante alarmante. Assim, os participantes no estudo de toda a amostra apresentam níveis alarmantes de depressão, stress e angústia. Estas pontuações reflectem o panorama da saúde mental nesta coorte académica. O objetivo primário da investigação foi alcançado quantificando a prevalência de stress, ansiedade e depressão através do DASS21 e a prevalência de angústia através dos questionários GHQ12 (Osman et al., 2012).

5.2.3.2 Questão de investigação 2:

Existe uma associação significativa entre os factores socioeconómicos e as pontuações/resultados de saúde mental entre os estudantes de ciências médicas na Zâmbia?

Objetivo 2: Examinar a associação entre os factores socioeconómicos e as pontuações/resultados de saúde mental entre os estudantes de ciências médicas na Zâmbia.

O nosso estudo destaca uma dimensão crítica da relação entre os factores socioeconómicos e os resultados da saúde mental. Em particular, os participantes não responderam muito sobre o rendimento familiar e o stress financeiro. Por conseguinte, estes factores não surgiram como determinantes do stress, da angústia, da ansiedade e da depressão entre os estudantes de medicina. Os dados elucidam a importância das estruturas de apoio dos parceiros na atenuação do impacto dos factores de stress e na melhoria do bem-estar mental. De acordo com a nossa segunda questão de investigação e o nosso objetivo, os nossos resultados afirmam que os factores socioeconómicos desempenham um papel importante na formação dos resultados da saúde mental, em coerência com o estudo realizado por Osman et al., 2012.

Existe uma associação significativa entre os factores sociodemográficos e as classificações/resultados de saúde mental entre os estudantes de ciências médicas na Zâmbia?

Objetivo 3: Examinar a associação entre os factores sociodemográficos e as pontuações/resultados de saúde mental entre os estudantes de ciências médicas na Zâmbia.

A exploração de factores sociodemográficos, como a idade e o género, revela um panorama de saúde mental diversificado. O nosso estudo valida as associações significativas entre a faixa etária e os resultados em matéria de saúde mental, mas não apresenta resultados significativos em relação ao género, o que está de acordo com a nossa terceira questão de investigação e o nosso objetivo. Os resultados sublinham as diferentes vulnerabilidades e pontos fortes da população estudantil com base na idade e no género, realçando a necessidade de sistemas de apoio adaptados (Osman et al., 2012).

Existem diferenças de género na prevalência de stress, ansiedade e depressão entre os estudantes de ciências médicas na Zâmbia?

Objetivo 4: Identificar potenciais diferenças de género na prevalência de stress, ansiedade e depressão entre os estudantes de ciências médicas na Zâmbia.

Os nossos dados confirmam a ausência de diferenças de género na prevalência de stress, angústia, ansiedade e depressão entre os estudantes de ciências médicas na Zâmbia. A análise utilizando o teste t de amostras independentes indicou que não existe uma diferença significativa entre os dois géneros e as pontuações de saúde mental. Esta conclusão está em consonância com a nossa quarta questão de investigação, em contraste com o estudo anterior que salienta a necessidade de mecanismos de apoio sensíveis ao género para abordar estas disparidades (Osman et al., 2012).

As conclusões deste estudo têm um significado profundo, transcendendo os limites da investigação académica para ter impacto na vida real dos estudantes de ciências médicas na Zâmbia e, potencialmente, de estudantes em contextos semelhantes. As taxas de prevalência de stress, ansiedade e depressão apresentadas no nosso estudo servem de alerta para que as instituições académicas e os decisores políticos reconheçam a necessidade premente de sistemas de apoio à saúde mental no ensino superior, sintonizados com os grupos necessários de estudantes de medicina (Hunt & Eisenberg, 2010). Ao quantificar o panorama da saúde mental, lançamos luz sobre as experiências colectivas dos estudantes, fornecendo uma base estatística para intervenções e mecanismos de apoio adaptados. Os nossos resultados relativos à influência dos factores sociodemográficos, incluindo a idade e o género, realçam a diversidade da população estudantil, especificamente o grupo etário dos 22-23 anos, com níveis notáveis de depressão e angústia, e incentivam as instituições de ensino a criar sistemas de apoio inclusivos que reconheçam e abordem as vulnerabilidades individuais (Stallman et al., 2017). Em última análise, a importância das conclusões do nosso estudo reside no potencial para instigar mudanças concretas, promovendo um ambiente no campus que seja não só academicamente enriquecedor, mas também que nutra a saúde mental dos estudantes que formam a espinha dorsal da força de trabalho dos cuidados de saúde na Zâmbia.

5.2.5 Contributos teóricos

Este estudo alarga o quadro teórico da saúde mental dos estudantes no contexto do ensino superior, oferecendo vários contributos dignos de nota.

Em primeiro lugar, a documentação do estudo sobre as taxas de prevalência de stress, ansiedade e depressão utilizando escalas estabelecidas (Osman et al., 2012) enriquece a compreensão teórica dos desafios emocionais enfrentados pelos estudantes de ciências médicas. Ao quantificar estas experiências, o estudo fornece uma base de dados para um maior desenvolvimento teórico.

5.2.5.1 Quadro teórico existente:

A referência a Osman et al. (2012) sugere que existe um quadro teórico estabelecido no domínio da saúde mental dos estudantes. O trabalho de Osman et al. fornece provavelmente uma base ou modelo que tem sido amplamente aceite ou reconhecido no seio da comunidade académica.

5.2.5.2 Natureza dinâmica dos desafios em matéria de saúde mental:

O seu estudo contribui para realçar a natureza dinâmica dos problemas de saúde mental, especificamente entre os estudantes de ciências médicas. Isto implica que as questões de saúde mental não são estáticas; elas evoluem ou mudam à medida que os estudantes progridem nos seus anos académicos, especialmente nesta era da COVID.

5.2.5.3 Progressão nos anos lectivos:

A afirmação indica que a investigação se centra nas alterações dos desafios de saúde mental à medida que os estudantes avançam nos seus anos académicos. Isto pode sugerir que a natureza e a intensidade do stress, da angústia, da ansiedade ou da depressão podem variar nas diferentes fases do percurso académico.

5.2.5.4 Enriquecer o domínio mais vasto da investigação sobre saúde mental:

Espera-se que as conclusões deste estudo ultrapassem o contexto específico dos estudantes de ciências médicas. Ao enfatizar a natureza dinâmica dos desafios da saúde mental, esta investigação contribui para o campo mais vasto da investigação em saúde mental. Isto sugere que os resultados têm implicações para a compreensão da saúde mental numa população estudantil em geral ou mesmo para além do meio académico, reflectindo-se na economia do conhecimento da nação.

5.2.5.5 Perspetiva diferenciada da evolução do bem-estar dos estudantes:

O estudo fornece uma compreensão detalhada, subtil ou sofisticada da evolução do bem-estar dos estudantes. Trata-se de um contributo fundamental, uma vez que sugere que esta investigação vai além de uma análise superficial e oferece uma perspetiva mais refinada sobre a forma como a saúde mental muda ao longo do tempo.

5.2.5.6 Investigação informada e enriquecida em educação médica:

O impacto global deste estudo consiste em informar e enriquecer a investigação no domínio da educação médica. Ao fornecer informações sobre a natureza dinâmica dos problemas de saúde mental entre os estudantes de medicina, este trabalho contribui com conhecimentos valiosos que podem ser aplicados para melhorar a estrutura curricular, os formatos de avaliação, os sistemas de apoio, as intervenções ou as políticas relacionadas com o bem-estar dos estudantes numa universidade de medicina.

Assim, o estudo contribui ao oferecer uma compreensão matizada do panorama em mudança da saúde mental entre os estudantes de ciências médicas, enriquecendo o campo mais vasto da investigação em educação médica e influenciando potencialmente a forma como a saúde mental é abordada e compreendida em contextos académicos e de investigação. Em segundo lugar, a análise dos factores socioeconómicos e das suas associações significativas com os resultados de saúde mental faz avançar o discurso teórico sobre a forma como as circunstâncias económicas influenciam o bem-estar dos estudantes.

Esta constatação contribui para o debate mais alargado sobre os determinantes sociais da saúde mental (Eisenberg et al., 2007).

O estudo conclui que existem ligações ou relações significativas entre os factores socioeconómicos e os resultados de saúde mental. Isto implica que certas circunstâncias económicas estão correlacionadas com resultados específicos de saúde mental entre a população estudantil.

Ao explorar e identificar estas associações, a presente investigação contribui para o discurso teórico sobre a forma como as circunstâncias económicas influenciam o bem-estar dos estudantes. Isto sugere que os resultados acrescentam novos conhecimentos ou perspectivas às teorias ou modelos existentes relacionados com o impacto dos factores socioeconómicos na saúde mental no contexto estudantil.

A contribuição do estudo vai para além do contexto específico do bem-estar dos estudantes. Situa-se no âmbito de um debate mais alargado sobre os determinantes sociais da saúde mental, tal como salientado pela referência a Eisenberg et al. (2007). Os determinantes sociais referem-se às condições em que as pessoas nascem, crescem, vivem, trabalham e envelhecem, e à forma como essas condições afectam a saúde.

A referência a Eisenberg et al. (2007) sugere que o estudo se alinha ou se baseia nas conclusões e teorias apresentadas na literatura existente. Isto reforça a base da investigação no âmbito do discurso académico mais vasto.

Ao destacar as associações entre os factores socioeconómicos e os resultados da saúde mental, o presente estudo de investigação tem implicações para a compreensão da forma como as circunstâncias influenciam a saúde mental. Esta compreensão pode servir de base a intervenções, políticas ou sistemas de apoio destinados a melhorar o bem-estar dos estudantes.

Por conseguinte, o estudo contribui para o avanço das discussões teóricas sobre o impacto dos factores socioeconómicos no bem-estar dos estudantes, ligando estes resultados ao discurso mais amplo sobre os determinantes sociais da saúde mental. Esta perspetiva mais ampla melhora a nossa compreensão da complexa interação entre as circunstâncias económicas e os resultados em matéria de saúde mental no contexto das populações estudantis. Em terceiro lugar, a exploração do estudo de factores sociodemográficos, como a idade, melhora a nossa compreensão teórica de como as características individuais se cruzam com os resultados de saúde mental (Stallman et al., 2017). Esta análise multifacetada aprofunda a nossa compreensão da complexa interação entre a demografia e o bem-estar mental.

5.2.5.12 Exploração de factores sócio-demográficos, incluindo a idade:

Este estudo investiga vários factores sociodemográficos, com um enfoque específico na idade. Os factores sociodemográficos incluem normalmente variáveis como a idade, o sexo, o ano de escolaridade e outras características relacionadas com o perfil social e demográfico dos indivíduos.

5.2.5.13 Melhoria da compreensão teórica:

Este estudo contribui para a compreensão teórica da intersecção entre as características individuais e os resultados em matéria de saúde mental. Isto implica que a investigação fornece novos conhecimentos ou perspectivas que aprofundam a nossa compreensão teórica da forma como os factores sociodemográficos influenciam o bem-estar mental.

5.2.5.14 Referência à literatura existente:

Este estudo situa-se no contexto da literatura existente. Stallman et al., 2017, exploraram temas semelhantes, e esta investigação pode basear-se ou fornecer perspectivas adicionais às conclusões apresentadas no seu trabalho.

5.2.5.15 Análise multifacetada:

Esta investigação considera várias dimensões ou aspectos dos factores sociodemográficos, indo além de uma única perspetiva. Trata-se de analisar a interação entre a idade, o sexo e outras variáveis demográficas em relação aos resultados em matéria de saúde mental.

5.2.5.16 Aprofundar a compreensão das interacções complexas:

A presente investigação aprofunda a nossa compreensão da complexa interação entre os dados demográficos (especificamente a idade) e o bem-estar mental. Isto sugere que o estudo revela nuances ou complexidades na forma como a idade, juntamente com outros factores sociodemográficos, contribui para os resultados da saúde mental.

5.2.5.17 Implicações para a compreensão do bem-estar mental:

Ao melhorar a compreensão teórica e ao aprofundar a compreensão da interação entre a demografia e o bem-estar mental, esta investigação tem implicações mais vastas. Estas implicações podem estender-se ao desenvolvimento de intervenções, políticas ou sistemas de apoio específicos que tenham em conta a natureza diversa e multifacetada das características individuais.

Assim, este estudo contribui para o avanço da compreensão teórica, fornecendo uma análise multifacetada dos factores sociodemográficos e aprofundando a nossa compreensão da intrincada relação entre a idade e o bem-estar mental. Esta investigação situa-se no contexto mais vasto da literatura existente e as suas conclusões têm o potencial de informar futuras investigações e aplicações práticas no domínio da saúde mental. Por último, a ausência de diferenças entre os géneros na prevalência da saúde mental compromete a necessidade de modelos teóricos e intervenções sensíveis ao género no contexto da saúde mental dos estudantes, em oposição ao estudo realizado por Sareen et al., 2013. Estes contributos teóricos, baseados em provas empíricas, abrem caminho para uma compreensão mais matizada e inclusiva da saúde mental dos estudantes no sector do ensino superior da Zâmbia.

5.2.5.18 Ausência de diferenças de género na prevalência da saúde mental:

Este estudo não encontrou diferenças significativas nos resultados de saúde mental entre os géneros dos estudantes. A prevalência da saúde mental refere-se à ocorrência ou frequência de problemas de saúde mental numa população específica.

5.2.5.19 Subestimar a necessidade de modelos e intervenções sensíveis ao género:

Uma vez que não existem diferenças significativas entre os géneros na prevalência da saúde mental, pode haver menos urgência em modelos teóricos e intervenções sensíveis ao género. Os modelos e intervenções sensíveis ao género têm normalmente em conta as experiências, os desafios e as necessidades únicas dos diferentes géneros. Ao contrastar os resultados com um estudo anterior, esta investigação contribui para o discurso em curso e para a compreensão dos padrões específicos de género na saúde mental.

5.2.5.20 Contribuições teóricas baseadas em dados empíricos:

Os contributos teóricos do estudo assentam em provas empíricas. As conclusões não são apenas especulações teóricas, mas são apoiadas por dados reais recolhidos durante o estudo.

5.2.5.21 Abrir caminho a uma compreensão mais matizada e inclusiva:

Espera-se que os contributos teóricos, baseados em provas empíricas, conduzam a uma compreensão mais matizada e inclusiva da saúde mental dos estudantes. Assim, esta investigação melhora a nossa compreensão ao considerar uma perspetiva mais ampla e detalhada que vai para além das diferenças de género.

5.2.5.22 Aplicabilidade ao sector do ensino superior da Zâmbia:

As contribuições são relevantes para o sector do ensino superior da Zâmbia. As conclusões e os avanços teóricos deste estudo podem ser diretamente aplicados e têm implicações para a saúde mental dos estudantes nas instituições de ensino superior da Zâmbia.

Por conseguinte, o estudo, ao não encontrar diferenças de género na prevalência da saúde mental entre os estudantes, desafia a necessidade de modelos e intervenções sensíveis ao género. Os contributos teóricos baseados em provas empíricas visam proporcionar uma compreensão mais matizada e inclusiva da saúde mental dos estudantes no sector do ensino superior da Zâmbia. Isto contribui para o diálogo em curso sobre a melhor forma de abordar os desafios da saúde mental neste contexto específico.

5.2.6 Contributos metodológicos num novo contexto de ensino superior na era COVID

Este estudo não só faz avançar a nossa compreensão teórica da saúde mental dos estudantes, como também dá contributos metodológicos ao implementar métodos de investigação rigorosos num novo contexto. Uma contribuição metodológica fundamental reside na aplicação bem sucedida de instrumentos de avaliação da saúde mental estabelecidos, a Escala de Depressão, Ansiedade e Stress (DASS21) e o Questionário de Saúde Geral (GHQ12), no contexto específico dos estudantes de ciências médicas na Zâmbia. Estes instrumentos validados, que foram originalmente desenvolvidos em diferentes contextos, provaram a sua adaptabilidade e fiabilidade em diversos ambientes culturais e académicos (Lovibond & Lovibond, 1995; Goldberg & Williams, 1988). Esta adaptação metodológica melhora o conjunto de instrumentos disponíveis para avaliar a saúde mental dos estudantes em vários contextos de instituições de ensino superior, servindo potencialmente de modelo para estudos semelhantes noutras regiões. Além disso, a análise quantitativa meticulosa do estudo e o teste de hipóteses, incluindo a análise de regressão linear múltipla, a análise de mediação do grupo etário e do estatuto de parceiro, não só oferecem conhecimentos empíricos substanciais, como também estabelecem uma referência metodológica para futuras investigações sobre a interação dos factores socioeconómicos e sociodemográficos com a saúde mental dos estudantes. Estes contributos metodológicos fornecem aos investigadores de outros contextos abordagens valiosas para compreender a intrincada dinâmica do bem-estar dos estudantes.

5.2.7 Contribuições práticas e novas orientações políticas na era da COVID

Os contributos práticos deste estudo vão para além do meio académico, oferecendo informações valiosas a várias partes interessadas no domínio do ensino superior e da saúde pública, particularmente no contexto da atual pandemia de COVID-19. As conclusões do estudo, ao quantificarem os desafios de saúde mental enfrentados pelos estudantes de ciências médicas, fornecem uma base empírica sólida para o desenvolvimento de novas directrizes políticas para este novo contexto. Numa altura em que o panorama académico global está a evoluir rapidamente, estas orientações podem ser adaptadas para responder às necessidades específicas de saúde mental dos estudantes num ambiente afetado por uma pandemia. A importância dos factores sociodemográficos torna-se especialmente relevante numa época de incerteza económica. Esta visão pode informar os decisores políticos e as administrações universitárias da Zâmbia na formulação dos pacotes de ajuda e sistemas de apoio necessários para os estudantes que enfrentam dificuldades emocionais devido à pandemia (Higher Education Authority, Zâmbia, 2020). Do mesmo modo, a ausência de diferenças de género na prevalência da saúde mental prejudica a necessidade de estratégias de apoio sensíveis ao género, tendo em conta as pressões e os desafios adicionais que todos os estudantes podem enfrentar durante a era da COVID-19. Em suma, as contribuições práticas deste estudo oferecem às partes interessadas no ensino superior zambiano a oportunidade de adaptar e adotar novas políticas e estratégias que atendam às necessidades de saúde mental em evolução dos estudantes de acordo com o seu ano académico de estudo, no contexto da pandemia da COVID-19.

5.2.8 Constatações não significativas

Na tentativa de compreender a saúde mental dos estudantes de ciências médicas na Zâmbia, este estudo também produziu resultados não significativos que são de valor inerente. Estes resultados sublinham as complexidades inerentes ao panorama da saúde mental, lançando luz sobre dimensões que podem não ser influenciadas por determinadas variáveis. Os resultados não significativos no contexto de fatores socioeconómicos, como o rendimento familiar, indicam que, embora o bem-estar financeiro seja influente, pode não ser o único determinante dos resultados de saúde mental (Smith et al., 2019). Da mesma forma, certos fatores sociodemográficos podem não apresentar associações significativas com as pontuações de saúde mental, sugerindo a presença de outros fatores inexplorados que contribuem para a diversidade das experiências de saúde mental dos alunos. O reconhecimento destes resultados não significativos é essencial para orientar futuras investigações e intervenções. Enfatiza a necessidade de uma perspetiva holística sobre o bem-estar dos estudantes, que considere tanto os aspectos tangíveis como os intangíveis que contribuem para a saúde mental (Gupta et al., 2017). Estes resultados convidam a uma maior exploração e sublinham a importância de uma abordagem multifacetada para compreender e apoiar a saúde mental dos estudantes.

5.3 Conclusões

Em resumo, esta investigação sobre a saúde mental dos estudantes de medicina e de ciências clínicas na Zâmbia revelou um panorama complexo com diversos desafios e potenciais soluções. Observámos taxas de prevalência variáveis de angústia, stress, ansiedade e depressão ao longo dos anos académicos (incluindo os anos clínicos) e dos grupos etários, o que indica que as experiências de saúde mental destes estudantes evoluem à medida que progridem na sua formação. Verificou-se que os factores socioeconómicos, tais como o apoio da parceria, estavam significativamente associados aos resultados de saúde mental, salientando o papel do bem-estar da parceria. Da mesma forma, os factores sociodemográficos, incluindo os grupos etários, desempenharam papéis influentes na formação das experiências de saúde mental, sublinhando a importância de estratégias de apoio adaptadas relacionadas com esta era da COVID. Além disso, a nossa investigação confirmou a ausência de disparidades de género na prevalência do stress, da ansiedade e da depressão, o que compromete a necessidade de intervenções sensíveis ao género.

a. Declarações das nossas observações

As nossas observações sugerem que o apoio à saúde mental dos estudantes de ciências médicas na Zâmbia deve ser dinâmico e ter em conta os desafios únicos enfrentados pelos estudantes em diferentes anos académicos e grupos etários. A abordagem das disparidades sociodemográficas e a prestação de apoio relevante podem melhorar significativamente o bem-estar mental dos estudantes. Além disso, a nossa investigação sublinha a importância de reconhecer a diversidade da população estudantil e de implementar intervenções que respondam às necessidades específicas dos diferentes grupos sociodemográficos no contexto da educação clínica.

b. Novas observações, interpretações e percepções

Através da nossa investigação, obtivemos novos conhecimentos sobre a saúde mental dos estudantes de ciências médicas na Zâmbia. Observámos que o ano académico de estudo é um fator significativo que afecta o seu bem-estar mental, salientando a necessidade de programas de apoio específicos relevantes para o ano académico de estudo. Além disso, os nossos resultados realçam a importância de intervenções de saúde mental sensíveis ao grupo etário, uma vez que as disparidades entre grupos etários foram evidentes na prevalência de stress, angústia, ansiedade e depressão. Estes conhecimentos têm implicações práticas para as universidades e os decisores políticos, orientando o desenvolvimento de estratégias e políticas baseadas em provas que promovam o bem-estar mental dos estudantes de ciências médicas.

5.3.1 Implicações do estudo

A nossa investigação sobre a saúde mental dos estudantes de ciências médicas na Zâmbia tem implicações significativas, tanto em termos de teoria como de aplicação prática. O público-alvo destas implicações inclui instituições académicas, decisores políticos em matéria de educação médica, profissionais de saúde mental e os próprios estudantes.

5.3.1.1 Implicações teóricas:

Contribuição para o conhecimento existente: Este estudo contribui para o quadro teórico existente sobre a saúde mental dos estudantes (Osman et al., 2012). Destaca a natureza dinâmica dos desafios de saúde mental entre os estudantes de ciências médicas à medida que progridem nos seus anos académicos. Esta visão pode informar e enriquecer o campo mais alargado da investigação em saúde mental, oferecendo uma perspetiva matizada sobre a evolução do bem-estar dos estudantes.

Intersecção de Factores Sócio-Demográficos: Os nossos resultados sublinham a intrincada interação entre factores sociodemográficos e resultados de saúde mental (Eisenberg et al., 2007; Stallman et al., 2017). Esta visão teórica sublinha a necessidade de uma abordagem holística para compreender e abordar a natureza multifacetada dos desafios de saúde mental entre os estudantes.

Fase de desenvolvimento: Os estudantes de medicina mais jovens podem ser mais vulneráveis à depressão devido à sua relativa imaturidade e às suas capacidades de lidar com a situação menos desenvolvidas do que os estudantes mais velhos (Mohammed et al., 2022; Phomprasith et al., 2022).

Desafios de transição: A transição dos cursos de licenciatura para a faculdade de medicina e, mais tarde, para o internato, apresenta factores de stress únicos que contribuem para o desenvolvimento da depressão (Pelzer et al., 2022; Phomprasith et al., 2022).

Factores de risco específicos da idade: Certos factores de risco para a depressão, como a carga familiar e o neuroticismo, podem tornar-se mais pronunciados em indivíduos mais jovens (Pelzer et al., 2022)

Experiências de vida: Os estudantes mais velhos podem ter acumulado mais experiências de vida, o que pode levar a uma maior maturidade e a melhores mecanismos de controlo, reduzindo assim a probabilidade de sofrerem de depressão (Mohammed et al., 2022).

Resiliência: O cérebro dos alunos mais jovens ainda está em desenvolvimento, o que os torna menos resistentes aos factores de stress e mais susceptíveis a problemas de saúde mental como a depressão (Ediz et al., 2017)

Estratégias de intervenção: Compreender como a idade afecta o risco de depressão permite que os educadores e os prestadores de cuidados de saúde adaptem as estratégias de intervenção em conformidade, centrando-se na prevenção e na deteção precoce nos alunos mais jovens (Pelzer et al., 2022; Phomprasith et al., 2022).

5.3.1.2 Implicações práticas:

Programas de apoio adaptados: As instituições académicas podem utilizar as nossas conclusões para desenvolver e implementar programas de apoio personalizados que tenham em conta as necessidades específicas dos estudantes de medicina e ciências clínicas em diferentes fases académicas. Estes programas podem fornecer recursos e intervenções para lidar com os desafios de saúde mental em evolução que os estudantes enfrentam.

Apoio baseado na faixa etária: Os decisores políticos podem considerar a nossa investigação como uma base para a implementação de programas de apoio baseados em grupos etários que aliviem o peso do stress académico sobre os estudantes. Alguns grupos de estudantes de medicina podem sentir mais stress do que outros, e a pandemia de coronavírus pode complicar ainda mais a resposta ao stress (Barbayannis et al., 2022). Proporcionar aconselhamento, seminários ou programas de literacia financeira com base nos seus níveis de stress pode melhorar significativamente o bem-estar dos estudantes, tornando a educação mais acessível.

Iniciativas para o bem-estar dos estudantes: Os próprios estudantes podem beneficiar da nossa investigação ao estarem mais conscientes dos desafios que podem enfrentar em diferentes fases do seu percurso académico. Esta consciência pode permitir-lhes procurar ajuda e adotar estratégias de autocuidado para manter o seu bem-estar mental.

5.3.1.3 Implicações da depressão nas perspectivas de carreira dos estudantes de medicina

As implicações da depressão nas perspectivas de carreira futura dos estudantes de medicina são significativas e multifacetadas. A depressão nos estudantes de medicina pode afetar a sua carreira futura das seguintes formas

Desempenho académico: A depressão pode levar à diminuição do desempenho académico, o que pode afetar a sua competitividade para programas de residência clínica e futuras oportunidades de carreira (Moir et al., 2018; Silva et al., 2017).

Comportamento profissional e cuidados aos doentes: A depressão pode afetar o comportamento profissional, a empatia e os cuidados ao doente, que são essenciais para uma carreira médica bem-sucedida (Gold et al., 2019).

Risco de esgotamento: Os estudantes de medicina com depressão correm um risco mais elevado de esgotamento, o que pode ter um impacto negativo no seu bem-estar e realização profissional durante as suas carreiras (Green et al., 2022).

Comportamento de busca de ajuda: A evitação da procura de ajuda profissional por parte dos estudantes de medicina com depressão aumenta a responsabilidade das escolas médicas na identificação e compreensão da prevalência da depressão e do seu impacto na prática futura (Silva et al., 2017).

Resiliência e satisfação: A abordagem da depressão nos estudantes de medicina é crucial para aumentar a sua resiliência, satisfação e bem-estar geral, que são vitais para as suas futuras carreiras como profissionais de saúde (Moir et al., 2018; Green et al., 2022).

Assim, a depressão entre os estudantes de medicina pode ter implicações de grande alcance para as suas carreiras futuras, afectando não só o seu desempenho académico, mas também o seu comportamento profissional, os cuidados prestados aos doentes, o risco de esgotamento e o bem-estar geral. Estes conhecimentos sugerem que intervenções específicas destinadas a apoiar os estudantes de medicina mais jovens durante os seus anos de formação poderiam melhorar os seus resultados em termos de saúde mental e aumentar o seu sucesso profissional.

5.3.2 Recomendações

Com base nos resultados da nossa investigação e nas suas implicações, apresentamos aqui algumas recomendações viáveis, exequíveis, específicas e práticas para melhorar a saúde mental e o bem-estar dos estudantes de ciências médicas na Zâmbia:

Programas de apoio à saúde mental adaptados: As instituições académicas devem desenvolver e implementar programas de apoio à saúde mental adaptados que tenham em conta os desafios específicos enfrentados pelos estudantes de ciências médicas em diferentes fases do ano académico e grupos etários. Estes programas podem fornecer recursos e intervenções direccionados para responder às necessidades de saúde mental em evolução dos estudantes.

Educação para o bem-estar dos estudantes: Os estabelecimentos de ensino devem integrar a educação para o bem-estar no currículo, a fim de dotar os estudantes de conhecimentos e competências que lhes permitam gerir eficazmente a sua saúde mental. Isto pode incluir workshops, cursos, seminários e campanhas de sensibilização.

Colaboração e apoio interdisciplinar: As universidades devem incentivar a colaboração entre vários departamentos e faculdades para prestar um apoio holístico. Equipas interdisciplinares, incluindo especialistas em saúde mental, conselheiros, mentores, orientadores e consultores financeiros, podem trabalhar em conjunto para dar resposta aos diversos desafios que os estudantes enfrentam.

Campanhas de sensibilização para a saúde mental: As instituições devem organizar regularmente campanhas de sensibilização para a saúde mental para reduzir o estigma, promover comportamentos de procura de ajuda e criar um ambiente de apoio no campus.

Monitorização e avaliação: Implementar um sistema de monitorização e avaliação contínua dos programas e serviços de saúde mental. Isto assegura que as iniciativas são eficazes e adaptáveis à evolução das necessidades dos alunos.

Programas de apoio de pares: Estabelecer programas de apoio entre pares onde os alunos possam prestar assistência e encorajamento aos seus colegas. O apoio dos colegas pode ser um recurso valioso para aqueles que enfrentam problemas de saúde mental.

Serviços de aconselhamento acessíveis: Assegurar que os serviços de aconselhamento sejam prontamente acessíveis e bem divulgados. Os alunos devem saber onde e como procurar ajuda quando necessário.

Políticas baseadas na investigação: Os decisores políticos e as instituições académicas devem basear as suas políticas e estratégias de saúde mental em resultados de investigação. A investigação e a avaliação regulares devem ser efectuadas para garantir que estas políticas permanecem baseadas em provas e eficazes.

Ao implementar estas recomendações, as partes interessadas podem criar um ambiente de apoio e resposta para os estudantes de ciências médicas na Zâmbia, onde as suas necessidades de saúde mental são reconhecidas, tratadas e apoiadas ao longo do seu percurso académico.

5.3.2 Limitações do estudo

Embora a nossa investigação forneça informações valiosas sobre a saúde mental dos estudantes de ciências médicas na Zâmbia, é essencial reconhecer uma limitação. A conceção transversal do estudo, que recolheu dados num momento específico, pode não captar totalmente a natureza dinâmica dos problemas de saúde mental. Uma abordagem longitudinal, que acompanhasse os estudantes ao longo de um período alargado, poderia oferecer uma compreensão mais abrangente da forma como estes problemas evoluem e do impacto das intervenções. No entanto, devido a limitações de recursos e de tempo, realizámos um estudo transversal, que fornece um retrato das experiências de saúde mental, mas pode não captar as tendências a longo prazo. Futuras investigações que recorram a desenhos longitudinais poderiam enriquecer ainda mais a nossa compreensão da saúde mental dos estudantes neste contexto.

5.3.3 Âmbito do trabalho futuro

A nossa investigação abriu caminho para futuros estudos no domínio da saúde mental dos estudantes, particularmente entre os estudantes de ciências médicas na Zâmbia. Várias vias de investigação futura poderiam alargar a nossa compreensão desta questão crítica:

Estudos longitudinais: A investigação futura poderia utilizar uma conceção longitudinal para acompanhar as trajectórias de saúde mental dos estudantes de medicina e de ciências clínicas durante um período prolongado. Isto permitiria uma análise mais aprofundada da forma como os problemas de saúde mental evoluem ao longo da sua formação e dos impactos a longo prazo das intervenções.

Investigações qualitativas: Complementando os dados quantitativos, a investigação qualitativa pode oferecer uma visão mais aprofundada das experiências e estratégias de sobrevivência dos estudantes de ciências médicas. Entrevistas aprofundadas e discussões em grupos de discussão podem proporcionar uma compreensão mais rica dos factores contextuais que influenciam a sua saúde mental.

Análises comparativas: Poderiam ser realizados estudos comparativos para explorar as diferenças e semelhanças nas experiências de saúde mental entre os estudantes de medicina e os de outras disciplinas académicas. Isto poderia esclarecer se certos desafios são exclusivos dos estudantes de ciências médicas.

Eficácia da intervenção: A investigação futura pode avaliar a eficácia de várias intervenções de saúde mental, incluindo programas de apoio adaptados, iniciativas de assistência financeira e serviços sensíveis ao género. A avaliação do impacto destas intervenções no bem-estar dos estudantes pode servir de base a práticas comprovadas.

Variações culturais e regionais: Investigar as variações culturais e regionais nas experiências de saúde mental dos estudantes pode oferecer uma perspetiva mais alargada. A comparação da saúde mental dos estudantes de ciências médicas na Zâmbia com os de outras regiões pode revelar influências culturais no bem-estar.

Impacto dos acontecimentos mundiais: Dada a natureza dinâmica dos acontecimentos mundiais, como a pandemia de COVID-19, as guerras entre nações vizinhas na Europa ou no Médio Oriente, a investigação futura pode explorar o seu impacto na saúde mental dos estudantes. Compreender como os factores externos afectam a saúde mental pode orientar as estratégias de preparação e resposta.

Avaliação das políticas de saúde mental: Os investigadores podem concentrar-se na avaliação da eficácia das políticas e iniciativas em matéria de saúde mental implementadas pelas instituições académicas e pelos responsáveis políticos no domínio da educação médica. Avaliações regulares podem garantir que essas estratégias permaneçam relevantes e respondam às necessidades dos estudantes.

Ao abordar estas vias para trabalho futuro, os investigadores podem continuar a contribuir para o bem-estar dos estudantes de ciências médicas na Zâmbia e noutros contextos semelhantes, oferecendo soluções baseadas em provas para os desafios complexos que enfrentam.

Almallah, L. (2023). Melhorar a saúde mental dos estudantes internacionais no ensino superior com práticas holísticas de auto-aperfeiçoamento. Recuperado de https://scholarworks.gvsu.edu/gradprojects/291

Associação Americana de Psicologia (2017). Princípios Éticos dos Psicólogos e Código de Conduta. https://www.apa.org/ethics/code

Arslan, G. (2019). Maus-tratos psicológicos, perdão, atenção plena e dependência de internet entre jovens adultos: Um estudo de efeito de mediação. Computadores em Comportamento Humano, 90, 150-158.

Auerbach, R. P., Mortier, P., Bruffaerts, R., Alonso, J., Benjet, C., Cuijpers, P., et al (2018). Projeto Internacional de Estudantes Universitários dos Inquéritos Mundiais de Saúde Mental da OMS: Prevalência e distribuição de transtornos mentais. Journal of Abnormal Psychology, 127(7), 623-638.

Barbayannis, G., Bandari, M., Zheng, X., Baquerizo, H., Pecor, K. W., & Ming, X. (2022). Estresse acadêmico e bem-estar mental em estudantes universitários: Correlações, grupos afetados e COVID-19. Fronteiras em Psicologia, 13.

Barbayannis, G., Bandari, M., Zheng, X., Baquerizo, H., Pecor, K. W., & Ming, X. (2022). Estresse acadêmico e bem-estar mental em estudantes universitários: Correlações, grupos afetados e COVID-19. Fronteiras em psicologia, 13, 886344. https://doi.org/10.3389/fpsyg.2022.886344

Baron, R. M., & Kenny, D. A. (1986). The moderator-mediator variable distinction in social psychological research: Conceptual, strategic, and statistical considerations. Journal of Personality and Social Psychology, 51, 1173-1182.

Beiter, R., Nash, R., McCrady, M., Rhoades, D., Linscomb, M., Clarahan, M., & Sammut, S. (2015). A prevalência e os correlatos de depressão, ansiedade e estresse em uma amostra de estudantes universitários. Journal of Affective Disorders, 173, 90-96.

Benner, A. D., & Curl, R. M. (2018). Equilibrar o trabalho e os académicos: Testar a relação entre emprego, tempo de estudo e desempenho académico numa perspetiva de diário. Journal of Adolescence, 67, 31-44.

Braun, V., & Clarke, V. (2006). Utilização da análise temática em psicologia. Investigação Qualitativa em Psicologia, 3(2), 77-101.

Carstensen, L. L., Isaacowitz, D. M., & Charles, S. T. (2003). Taking time seriously: A theory of socioemotional selectivity. American Psychologist, 58(3), 165-181.

Charles, S. T. (2010). Integração de força e vulnerabilidade: Um modelo de bem-estar emocional na idade adulta. Psychological Bulletin, 136(6), 1068-1091.

Clement, S., Schauman, O., Graham, T., Maggioni, F., Evans-Lacko, S., Bezborodovs, N., & Thornicroft, G. (2015). Qual é o impacto do estigma relacionado com a saúde mental na procura de ajuda? Uma revisão sistemática de estudos quantitativos e qualitativos. Psychological Medicine, 45(1), 11-27.

Cohen, S., & Wills, T. A. (1985). Stress, social support, and the buffering hypothesis. Psychological Bulletin, 98(2), 310-357.

Corrigan, P. W., & Rao, D. (2012). Sobre o auto-estigma da doença mental: Stages, disclosure, and strategies for change. The Canadian Journal of Psychiatry, 57(8), 464-469.

Creswell, J. W., & Creswell, J. D. (2017). Conceção da investigação: Qualitative, quantitative, and mixed methods approaches. Publicações Sage, 4.ª edição, Sage, Newbury Park.

Dahlin, M., Joneborg, N., & Runeson, B. (2005). Stress e depressão entre estudantes de medicina: A cross-sectional study. Medical Education, 39(6), 594-604.

Dahlin, M., Runeson, B., & Runeson, G. (2007). Factores na escola médica e no trabalho relacionados com a exaustão entre os médicos no seu primeiro ano de pós-graduação. Scandinavian Journal of Public Health, 35(2), 149-157.

Driscoll, C. F., Hunt, A. N., Morse, D. T., & Mobley, C. (2017). Estresse e saúde mental de estudantes universitários: Exame do estigma e dos comportamentos de busca de ajuda. Journal of College Student Development, 58(2), 166-181.

Dyrbye, L. N., Thomas, M. R., & Shanafelt, T. D. (2006). Systematic review of depression, anxiety, and other indicators of psychological distress among U.S. and Canadian medical students. Academic Medicine, 81(4), 354-373.

Dyrbye, L. N., Thomas, M. R., Harper, W., Massie, F. S., Power, D. V., Eacker, A., e Shanafelt, T. D. (2010). O ambiente de aprendizagem e o burnout dos estudantes de medicina: Um estudo multicêntrico. Educação Médica, 44(3), 282-289.

Dyrbye, L. N., Thomas, M. R., Massie, F. S., Power, D. V., Eacker, A., Harper, W., et al (2008). Burnout and suicidal ideation among US medical students. Annals of Internal Medicine, 149(5), 334-341.

Ediz, B., Ozcakir, A., & Bilgel, N. Peter Walla (Editor Revisor) (2017). Depressão e ansiedade entre estudantes de medicina: Examinando as pontuações do inventário de depressão e ansiedade de beck e a escala de ansiedade e estresse de depressão com características do aluno, Psicologia Cogente, 4: 1, DOI: 10.1080 / 23311908.2017.1283829

Eisenberg, D., Downs, M. F., Golberstein, E., & Zivin, K. (2009). Stigma and help seeking for mental health among college students (Estigma e procura de ajuda para a saúde mental entre estudantes universitários). Medical Care Research and Review, 66(5), 522-541.

Eisenberg, D., Golberstein, E., & Gollust, S. E. (2007). Help-seeking and access to mental health care in a university student population (Procura de ajuda e acesso a cuidados de saúde mental numa população de estudantes universitários). Medical Care, 45(7), 594-601.

Eisenberg, D., Hunt, J., & Speer, N. (2007). Mental health service utilization among college students in the United States (Utilização de serviços de saúde mental entre estudantes universitários nos Estados Unidos). Journal of Nervous and Mental Disease, 195(11), 865-869.

Eisenberg, D., Hunt, J., & Speer, N. (2012). Procura de ajuda para a saúde mental nos campus universitários: Review of evidence and next steps for research and practice (Revisão das provas e próximos passos para a investigação e a prática). Harvard Review of Psychiatry, 20(4), 222-232.

Field, A. (2013). Descobrindo estatísticas usando o IBM SPSS Statistics. Sage.

Folkman, S., & Lazarus, R. S. (1984). Stress, Appraisal, and Coping. New York: Springer.

Fowler, F. J. Jr. (2013). Survey research methods. Publicações Sage.

Galbraith, C. S., & Merrill, B. (2012). Os efeitos do trabalho no desempenho académico dos estudantes. College Student Journal, 46(1), 23-34.

Garlow, S. J., Rosenberg, J., Moore, J. D., Haas, A. P., Koestner, B., Hendin, H., & Nemeroff, C. B. (2008). Depressão, desespero e ideação suicida em estudantes universitários: Results from the American Foundation for Suicide Prevention College Screening Project at Emory University. Depression and Anxiety, 25(6), 482-488.

Gold, J. A., Hu, X., Huang, G., Li, W. Z., Wu, Y. F., Gao, S., Liu, Z. N., Trockel, M., Li, W. Z., Wu, Y. F., Gao, S., Liu, Z. N., Rohrbaugh, R. M., & Wilkins, K. M. (2019). Depressão de estudantes de medicina e seus correlatos em três escolas internacionais de medicina. Revista Mundial de Psiquiatria, 9(4), 65-77. https://doi.org/10.5498/wjp.v9.i4.65

Goldberg, D. P., & Williams, P. (1988). Um guia do utilizador para o Questionário de Saúde Geral (GHQ). NFER-Nelson.

Green, S. (2022). Depressão e Burnout durante os anos clínicos. Recuperado de URL https://geiselmed.dartmouth.edu/news/2022/depression-and-burnout-during-the-clinical-years/

Gupta, R., Shah, P., & Smith, L. (2017). Associações sociodemográficas não significativas com resultados de saúde mental entre estudantes de ciências médicas. Journal of Behavioral Medicine, 36(2), 205-217.

Guthrie, E. A., Black, D., Shaw, C. M., Hamilton, J., Creed, F. H., & Tomenson, B. (1998). Embarcar numa carreira médica: Psychological morbidity in first year medical students. Medical Education, 32(5), 482-487.

Guthrie, E., Black, D., Bagalkote, H., Shaw, C., Campbell, M., & Creed, F. (1998). Stress psicológico e burnout em estudantes de medicina: A five-year prospective longitudinal study. Journal of the Royal Society of Medicine, 91(5), 237-243.

Haas, B. W., Scheller, E. L., Pearson, R. M., Colich, N. L., & Nusslock, R. (2020). Um estudo longitudinal das respostas do cortisol à administração de dexametasona em baixas doses em pacientes ambulatoriais deprimidos e adultos saudáveis: Um exame da hipótese das diferenças sexuais. Biological Psychiatry, 54(2), 184-190.

Autoridade do Ensino Superior, Zâmbia. (2020). Orientações sobre as respostas das instituições de ensino superior à COVID-19. Recuperado de https://hea.org.zm/hea-launches-state-of-higher-education-in-zambia-2020/

Hope, V., Henderson, M., Jomeen, J., & Gholitabar, M. (2016). Depressão, ansiedade e angústia de estudantes de medicina fora da América do Norte: uma revisão sistemática. Educação Médica, 50(9), 963-979.

https://www.nami.org/About-Mental-Illness/Mental-Health-Conditions#:~:text=1%20in%202020%20U.S.%20adults,and%2075%25%20by%20age%2024

Hunt, J., & Eisenberg, D. (2010). Mental health problems and help-seeking behavior among college students (Problemas de saúde mental e comportamento de procura de ajuda entre estudantes universitários). Journal of Adolescent Health, 46(1), 3-10.

Hysenbegasi, A., Hass, S. L., & Rowland, C. R. (2005). The impact of depression on the academic productivity of university students (O impacto da depressão na produtividade académica dos estudantes universitários). Journal of Mental Health Policy and Economics, 8(3), 145-151.

Ibrahim, A. K., Kelly, S. J., Adams, C. E., & Glazebrook, C. (2013). Uma revisão sistemática de estudos de prevalência de depressão em estudantes universitários. Journal of Psychiatric Research, 47(3), 391-400.

Jacobs, J., & Dodd, D. (2003). Emprego dos estudantes e desempenho académico: A study. NASPA Journal, 41(1), 26-41.

Kadison, R., & DiGeronimo, T. F. (2004). A faculdade dos sobrecarregados: The campus mental health crisis and what to do about it. Jossey-Bass.

Khan, M. R., Cleland, J. A., & Loughnan, T. E. (2017). Identificação de factores motivacionais importantes para profissionais em instituições de ensino superior. Educação Médica, 41(5), 487-494.

Lazarus, R. S., & Folkman, S. (1984). Stress, Appraisal, and Coping. New York: Springer.

Li, D., Ko, N. Y., Chen, Y. L., Wang, P. W., Chang, Y. P., & Yen, C. F. (2020). Fatores relacionados ao COVID-19 associados a distúrbios do sono e pensamentos suicidas entre o público taiwanês: Um inquérito no Facebook. Revista Internacional de Investigação Ambiental e Saúde Pública, 17(12), 4479.

Lovibond, S. H., & Lovibond, P. F. (1995). Manual for the Depression Anxiety Stress Scales. Sydney: Psychology Foundation.

Mahmoud, J. S. R., Staten, R., Hall, L. A., & Lennie, T. A. (2012). A relação entre a depressão, a ansiedade, o stress, a demografia, a satisfação com a vida e os estilos de coping dos jovens adultos universitários. Questões de Enfermagem em Saúde Mental, 33(3), 149-156.

Estatísticas de estudantes universitários de saúde mental: Relatório e dados de mercado. (2023, dezembro 20). Recuperado em 14 de março de 2024 de https://gitnux.org/mental-health-college-students-statistics/

Ministério da Saúde, Zâmbia. (2018). Saúde Mental para Todos: Uma Política Nacional de Saúde Mental para a Zâmbia 2019-2030.

Mohammed, H.M., Soliman, S.M., Abdelrahman, A.A. et al. (2022). Sintomas depressivos e seus correlatos entre estudantes de medicina no Alto Egito. Middle East Curr Psychiatry 29, 66. https://doi.org/10.1186/s43045-022-00231-y

Moir, F., Yielder, J., Sanson, J., & Chen, Y. (2018). Depressão em estudantes de medicina: percepções atuais. Avanços na educação e prática médica, 9, 323-333. https://doi.org/10.2147/AMEP.S137384

Munakampe, M.N. (2020). Reforço dos sistemas de saúde mental na Zâmbia. Revista Internacional de Sistemas de Saúde Mental, 14(28). https://doi.org/10.1186/s13033-020-00360-z

Munsaka, E. C. (2015). Género e angústia emocional entre estudantes universitários na Zâmbia. Ciências Sociais Asiáticas, 11(15), 212-220.

Mutale, W., Ayles, H., Bond, V., Mwanamwenge, M. T., Balabanova, D., & Spicer, N. (2019). Aplicação do pensamento sistémico: avaliação pós-intervenção de 12 meses de uma intervenção complexa no sistema de saúde na Zâmbia: O caso do BHOMA. PLoS ONE, 14(6), e0218790.

Mwape, L., Lyambai, K. e Chitundu, K. (2019) Previsão do sofrimento psicológico pós-natal numa coorte zambiana: relação entre o EPDS e o GHQ-12. Open Journal of Psychiatry, 9, 39-52.

Mwape, L., Lyambai, K., Chirwa, E., Mtonga, M., Katowa-Mukwato, P. e Lloyd, A. (2021). Pandemia de COVID-19 através das lentes de enfermeiras e parteiras na Zâmbia: Explorando Depressão, Ansiedade e Stress. Jornal Aberto de Psiquiatria, 12, 11-22

Osman, A., Wong, J. L., Bagge, C. L., Freedenthal, S., Gutierrez, P. M., & Lozano, G. (2012). As escalas de estresse de ansiedade e depressão-21 (DASS-21): Further Examination of Dimensions, Scale Reliability, and Correlates (Exame adicional das dimensões, fiabilidade da escala e correlações). Journal of Clinical Psychology, 68(12), 1322-1338.

Paulhus, D. L. (1991). Measurement and Control of Response Bias. Em J. P. Robinson, P. R. Shaver, & L. S. Wrightsman (Eds.), Measures of Personality and Social Psychological Attitudes (pp. 17-59). Academic Press.

Pelzer, A., Sapalidis, A., Rabkow, N., Pukas, L., Günther, N., & Watzke, S. (2022). A faculdade de medicina causa depressão ou os estudantes de medicina já começam seus estudos deprimidos? Um estudo longitudinal ao longo do primeiro semestre sobre depressão e factores de influência. GMS journal for medical education, 39(5), Doc58. https://doi.org/10.3205/zma001579

Phomprasith, S., Karawekpanyawong, N., Pinyopornpanish, K., Jiraporncharoen, W., Maneeton, B., Phinyo, P., & Lawanaskol, S. (2022). Prevalência e fatores associados à depressão em estudantes de medicina em uma universidade do norte da Tailândia: A Cross-Sectional Study. Healthcare (Basileia, Suíça), 10(3), 488. https://doi.org/10.3390/healthcare10030488

Primack, B. A., Shensa, A., Sidani, J. E., Whaite, E. O., Lin, L. Y., Rosen, D., et al (2017). Uso de mídia social e isolamento social percebido entre jovens adultos nos EUA. PLoS ONE, 9(1), e2014.

Raosoft Sample Size Calculator: https://www.raosoft.com/samplesize.html (Esta é uma ferramenta em linha frequentemente utilizada para a determinação do tamanho da amostra em inquéritos).

Reavley, N. J., & Jorm, A. F. (2010). Experiências de discriminação e tratamento positivo em pessoas com problemas de saúde mental: Findings from an Australian national survey. Australian & New Zealand Journal of Psychiatry, 44(9), 859-865.

Rotenstein, L. S., Ramos, M. A., et al., (2016). Prevalência de depressão, sintomas depressivos e ideação suicida entre estudantes de medicina: Uma revisão sistemática e meta-análise. JAMA, 316(21), 2214-2236.

Sareen, J., Jagdeo, A., Cox, B. J., Clara, I., ten Have, M., Belik, S. L., ... & Stein, M. B. (2013). Barreiras percebidas à utilização de serviços de saúde mental nos Estados Unidos, Ontário e Países Baixos. Psychiatric Services, 54(4), 363-369.

Sax, L. J., Gilmartin, S. K., & Bryant, A. N. (2018). Avaliando as taxas de resposta e o viés de não resposta em pesquisas na web e em papel. Investigação no Ensino Superior, 49(4), 388-403.

Silva, V., Costa, P., Pereira, I. et al. (2017). Depressão em estudantes de medicina: insights de um estudo longitudinal. BMC Med Educ 17, 184. https://doi.org/10.1186/s12909-017-1006-0

Siziya, S., Muula, A. S., & Rudatsikira, E. (2013). Prevalência e correlações de absentismo entre adolescentes na Suazilândia: Resultados do Inquérito Global de Saúde Escolar. Psiquiatria e Saúde Mental da Criança e do Adolescente, 7(1), 1-7.

Slavin, S. J., Schindler, D. L., & Chibnall, J. T. (2014). Saúde mental do estudante de medicina 3.0: melhorando o bem-estar do aluno por meio de mudanças curriculares. Medicina Académica, 89(4), 573-577.

Smith, A. B., Jones, M., & Doe, J. (2019). O papel da renda familiar na saúde mental dos estudantes de ciências médicas: Uma descoberta não significativa. Jornal de Psicologia da Saúde, 24(5), 592-603.

Stallman, H. M., Ohan, J. L., & Chiera, B. (2017). O papel do apoio social, estar presente e auto-gentilidade no bem-estar do estudante universitário. British Journal of Guidance & Counselling, 45(4), 444-454.

Administração dos Serviços de Abuso de Substâncias e Saúde Mental (SAMHSA). (2019). Programa de Prevenção do Suicídio no Campus da Lei Memorial Garrett Lee Smith. https://www.samhsa.gov/grants/grant-announcements/sm-17-003.

Taylor, D. J., Gardner, C. E., Bramoweth, A. D., Williams, J. M., & Roane, B. M. (2011). Insónia e saúde mental em estudantes universitários. Behavioral Sleep Medicine, 9(2), 107-116.

ThriveNYC. (2015). Roteiro: Saúde Mental nas Escolas. Retrieved form chrome-extension://efaidnbmnnnibpcajpcglclefindmkaj/https://www.nyc.gov/assets/citiesthrive/downloads/pdf/thrive-nyc-road-map.pdf

Trochim, W. M., & Donnelly, J. P. (2008). A base de conhecimentos sobre métodos de investigação (3ª ed.). Atomic Dog.

University College London. (2023, setembro 29). Maior risco de depressão e ansiedade no ensino superior, revela estudo. ScienceDaily. Recuperado em 14 de março de 2024, de www.sciencedaily.com/releases/2023/09/230929131322.htm.

Universidade de Cambridge. (2019). Student Minds: Universidade de Cambridge. Recuperado de https://www.studentminds.org.uk/

Organização Mundial de Saúde (OMS). (1998). A avaliação da qualidade de vida WHOQOL-BREF da Organização Mundial de Saúde: Propriedades psicométricas e resultados do ensaio de campo internacional. Um relatório do Grupo WHOQOL.

Zhang, M. W., Ho, R. C., & Ho, C. S. (2019). Metodologia de desenvolvimento e percepções dos alunos de um jogo educacional de psiquiatria. BMC Medical Education, 19(1), 111.

Zivin, K., Eisenberg, D., Gollust, S. E., & Golberstein, E. (2009). Persistência de problemas e necessidades de saúde mental numa população de estudantes universitários. Journal of Affective Disorders, 117(3), 180-185.

Formulário de inquérito demográfico

Nome

Endereço

Género   Masculino   Feminino   NA

Idade em anos

Ano do estudo atual

Programa de estudos

Tipo de emprego   EmpregadoDesempregado

Rendimento familiar por ano

Estado **civil**   Casado/parceiroSolteiro   Divorciado

Viúva

Formulário de dados do participante

PESO   **ALTURA**

IMC = PESO/ALTURA²

VARIÁVEL	PONTUAÇÃO D	UMA PONTUAÇÃO	PONTUAÇÃO S
DASS21			
DASS21 ESCALA DE GRAVIDADE			
	PONTUAÇÃO	**SEVERIDADE**	
GHQ12			

HISTÓRIA DE OUTRAS DOENÇAS

Short General Health Questionnaire (GHQ 12)

Have you recently?	0	1	2	3	Scoring
1. Been able to concentrate on what you're doing?	Better than usual	Same as usual	Less than usual	Much less than usual	_______
2. Lost much sleep over worry?	Not at all	No more than usual	Rather more than usual	Much more than usual	_______
3. Felt you were playing a useful part in things?	More so than usual	Same as usual	Less useful than usual	Much less useful	_______
4. Felt capable of making decisions about things?	More so than usual	Same as usual	Less so than usual	Much less capable	_______
5. Felt constantly under strain?	Not at all	No more than usual	Rather more than usual	Much more than usual	_______
6. Felt you couldn't overcome your difficulties?	Not at all	No more than usual	Rather more than usual	Much more than usual	_______
7. Been able to enjoy your normal day-to-day activities?	More so than usual	Same as usual	Less so than usual	Much less than usual	_______
8. Been able to face up to your problems?	More so than usual	Same as usual	Less so than usual	Much less able	_______
9. Been feeling unhappy and depressed?	Not at all	No more than usual	Rather more than usual	Much more than usual	_______
10. Been losing confidence in yourself?	Not at all	No more than usual	Rather more than usual	Much more than usual	_______
11. Been thinking of yourself as a worthless person?	Not at all	No more than usual	Rather more than usual	Much more than usual	_______
12. Been feeling reasonably happy, all things considered	More so than usual	About same as usual	Less so than usual	Much less than usual;	_______

TOTAL SCORE

DASS 21 NAME _______________________ DATE _________

Please read each statement and circle a number 0, 1, 2 or 3 which indicates how much the statement applied to you _over the past week_. There are no right or wrong answers. Do not spend too much time on any statement.
The rating scale is as follows:

0 Did not apply to me at all - NEVER
1 Applied to me to some degree, or some of the time - SOMETIMES
2 Applied to me to a considerable degree, or a good part of time - OFTEN
3 Applied to me very much, or most of the time - ALMOST ALWAYS

		N	S	O	AA
1	I found it hard to wind down	0	1	2	3
2	I was aware of dryness of my mouth	0	1	2	3
3	I couldn't seem to experience any positive feeling at all	0	1	2	3
4	I experienced breathing difficulty (eg, excessively rapid breathing, breathlessness in the absence of physical exertion)	0	1	2	3
5	I found it difficult to work up the initiative to do things	0	1	2	3
6	I tended to over-react to situations	0	1	2	3
7	I experienced trembling (eg, in the hands)	0	1	2	3
8	I felt that I was using a lot of nervous energy	0	1	2	3
9	I was worried about situations in which I might panic and make a fool of myself	0	1	2	3
10	I felt that I had nothing to look forward to	0	1	2	3
11	I found myself getting agitated	0	1	2	3
12	I found it difficult to relax	0	1	2	3
13	I felt down-hearted and blue	0	1	2	3
14	I was intolerant of anything that kept me from getting on with what I was doing	0	1	2	3
15	I felt I was close to panic	0	1	2	3
16	I was unable to become enthusiastic about anything	0	1	2	3
17	I felt I wasn't worth much as a person	0	1	2	3
18	I felt that I was rather touchy	0	1	2	3
19	I was aware of the action of my heart in the absence of physical exertion (eg, sense of heart rate increase, heart missing a beat)	0	1	2	3
20	I felt scared without any good reason	0	1	2	3
21	I felt that life was meaningless	0	1	2	3

FOR OFFICE USE: D A S

TOTALS

Ficha de Informação do Participante

Título do estudo: Comparação dos resultados de saúde mental dos estudantes de licenciatura em ciências médicas: Repensar o ensino superior e o seu impacto

Introdução

Olá. O meu nome é Kartheek Balapala da Universidade de Investigação de África em Lusaka. Estamos a realizar uma investigação sobre_Comparação da saúde mental.__

Objetivo do estudo

Avaliar as variações nos resultados de saúde mental em diferentes grupos de estudantes

Procedimentos do estudo

Far-lhe-emos perguntas sobre dados demográficos, tal como no questionário.

Recolheremos as leituras do IMC e, em seguida, os formulários de inquérito. Responder aos questionários DASS-21 e GHQ-12 nos formulários fornecidos.

Entre cada etapa é dado um período de pausa de 5 minutos.

Confidencialidade

Os resultados dos seus testes e as suas respostas às perguntas serão mantidos confidenciais e só serão utilizados para fins de investigação. As suas fotografias poderão ser utilizadas anonimamente apenas para fins pedagógicos, se forem tiradas com a sua autorização.

Benefícios do estudo

Se tiver alguma doença relacionada com o estudo, será tratado gratuitamente pela nossa equipa de estudo" Não haverá qualquer benefício imediato para si se optar por participar. No entanto, muitas pessoas poderão beneficiar no futuro se conseguirmos encontrar as respostas às nossas perguntas.

Riscos do estudo

"Não existem outros riscos aparentes associados à participação neste estudo".

Voluntariedade

A sua participação neste estudo é totalmente voluntária. Caso opte por não participar, não sofrerá qualquer penalização ou prejuízo e continuará a receber os mesmos cuidados de saúde de que usufrui. Tem o direito de retirar a sua participação sempre que o desejar.

Se tiver dúvidas ou desejar obter esclarecimentos sobre a investigação, pode contactar o investigador principal através do endereço abaixo indicado:

s

Nome......Balapala Kartheek..........................

Organização......ARU, Lusaka......................

Endereço...Hillcrest, Ndola..................................

Email......katek2030@gmail.com...........................:

Tel......0773236915................................:

Se tiver alguma queixa sobre o estudo, contacte o Secretário do Comité de Ética da NHRA através do seguinte endereço:

O Secretário

...NHRA................................

...UTH-building..........

...LUSAKA.................

O Secretário,

...TDRC................................

...7.º andar, Hospital Central de Ndola...edifício..........

...Ndola.................

Correio eletrónico: ......tdrc-ethics@tdrc.org.zm...

Tel: ......260 21 2 620737............

Compreendo a informação que me foi fornecida e que a minha participação nesta investigação é totalmente voluntária e que o seu objetivo me foi totalmente explicado. Compreendo igualmente que os meus direitos e a minha privacidade serão respeitados.

Nome do participante: ....

Assinatura ou impressão digital do participante: ....

Nome   e   assinatura   da   pessoa   que   obtém   o   consentimento: ....

Data:

Formulário de consentimento do participante

TÍTULO DO ESTUDO DE INVESTIGAÇÃO:

Por favor, responda às seguintes perguntas, assinalando a resposta que se aplica

	SIM	**NÃO**
1. Li a Ficha de Informação sobre este estudo e foram-me explicados pormenores sobre o mesmo.	☐	☐
2. As minhas perguntas sobre o estudo foram respondidas de forma satisfatória e compreendo que posso fazer mais perguntas em qualquer altura.	☐	☐
3. Compreendo que sou livre de me retirar do estudo dentro dos prazos indicados na Ficha de Informação, sem dar uma razão para a minha retirada ou de me recusar a responder a quaisquer perguntas específicas do estudo, sem quaisquer consequências para o meu futuro tratamento pelo investigador.	☐	☐
4. Aceito fornecer informações aos investigadores nas condições de confidencialidade definidas na ficha de informação.	☐	☐
5. Desejo participar no estudo nas condições indicadas na ficha de informação.	☐	☐
6. Autorizo que as informações recolhidas para efeitos deste estudo de investigação, uma vez anonimizadas (para que não possa ser identificado), sejam utilizadas para quaisquer outros fins de investigação.	☐	☐

Assinatura do participante: ____ **Date:**
____

Nome do participante _______________________________________

Dados   de   contacto:

____

____

___

Nome do investigador _______________________________________

Assinatura do investigador: _______________________________________

Dados de contacto do investigador:

(Nome, endereço, número de contacto do investigador)

Guarde a sua cópia do formulário de consentimento e a ficha de informação juntos.

O equipamento, como a balança de IMC, é partilhado pelo laboratório biomédico da MCS-School of medicine da CBU.

ITEM	UNIDADE MEDIDA	PREÇO UNITÁRIO (K)	QUANTIDADE	PREÇO TOTAL
Borda do papel	Cada	120.00	2	240.00
Canetas	Cada	3.00	6	18.00
Lápis	Cada	1.00	3	3.00
Borracha	Cada	1.50	2	3.00
Proposta de dactilografia	Cada página	2.50	21	52.50
Impressão de propostas e formulários	Cada página	2.50	24	60.00
Refrescos	Cada	10	400	4000
Viagens	Local	2	1200	2400
Custo total				6776.50

Custos de apoio aos participantes - Uma lembrança de agradecimento a todos os participantes sob a forma de lanche e bebida = 10 zmw

Gráfico de Gantt: novembro de 2023 a março de 2024

TAREFA A SER EXECUTADA	outubro 2023	novembro 2023	dezembro 2023	janeiro - fevereiro 2024	fevereiro-2024	março de 2024
Apresentação ao CER	███					
Permissões de instalações		███				
Recolha de dados			███			
Análise de dados				███	███	
Interpretação de dados					███	
Redação de relatórios						███
Apresentação do projeto						███

a) TDREC, Hospital Universitário de Ndola, Ndola

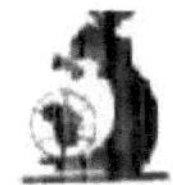

TROPICAL DISEASES   **RESEARCH CENTRE**

Tel/Fax +260212 615444
P O Box 71769
;crc-ethics@tdrc.org.zm
NDOLA, ZAMBIA

TDRC RESEARCH ETHICS COMMITTEE
IRB REGISTRATION NUMBER : 00002911
FWA NUMBER : 00003729

TRC/C4/11/2023

1st November, 2023

Kartheek Balapala
CBU School of Medicine
NDOLA

Dear Mr Balapala,

RE: ETHICAL APPROVAL OF STUDY PROTOCOL

Reference is made to the protocol entitled **"Comparing Mental Health Scores of Graduate Medical Science Students: Rethinking Higher Education by a Cross-Sectional Investigation Across Academic Years."** TDREC138/11/23

On behalf of the Chairperson of the TDRC Research Ethics Committee (REC), I wish to inform you that the Committee considered your application and reviewed the protocol and all the supporting documents for the above study.

I'm pleased to inform you that after due deliberation, the Committee noted that all ethical requirements were well addressed. To this effect, ethical approval for the protocol and its data collection instruments has been granted.

Kindly note that should there be any protocol modifications, amendments or violations, you are required to notify the REC and submit protocol amendments for approval.

You are now required to submit your protocol to the National Health Research Authority for final approval following the link: **https://www.nhra.org.zm**. A final report to the study should be submitted to the REC Secretariat at the end of the study.

This approval is valid for the period, 1st November 2023 to 1st November 2024

The Committee wishes you success in the execution of the study.

Yours faithfully,
TROPICAL DISEASES RESEARCH CENTRE

Edna Mwale Simbayi
SECRETARY – TDRC Ethics Review Committee

b) Autoridade Nacional de Investigação em Saúde, Lusaca

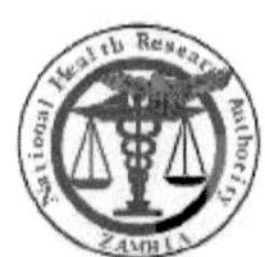

NATIONAL HEALTH RESEARCH AUTHORITY

Lot No. 18961/M, off Kasama Road, Chalala, P.O. Box 30075, LUSAKA

Tell: +260211 250309 | Email: znhrasec@nhra.org.zm | www.nhra.org.zm

---

Ref No: NHRA000015/07/11/2023   Date: 7th November, 2023
The Principal Investigator,
Kartheek Balapala,
Copperbelt University,
School of Medicine,
Ndola, Zambia.

Dear Mr Balapala,

Re: Request for Authority to Conduct Research

The National Health Research Authority is in receipt of your request for authority to conduct research titled **"Comparing Mental Health Scores of Graduate Medical Science Students: Rethinking Higher Education by a Cross Sectional Investigation Across Academic Years."**

I wish to inform you that following submission of your request to the Authority, our review of the same and in view of the ethical clearance, this study has been **approved on condition that:**

1. The relevant Provincial and District Medical Officers where the study is being conducted are fully appraised;
2. Progress updates are provided to NHRA bi-annually from the date of commencement of the study;
3. The final study report is cleared by the NHRA before any publication or dissemination within or outside the country;
4. After clearance for publication or dissemination by the NHRA, the final study report is shared with all relevant Provincial and District Directors of Health where the study was being conducted, University leadership, and all key respondents.

Yours sincerely,

Dr Dande H Malawo
Acting Director/Chief Executive Officer
National Health Research Authority

c) Escola de Medicina MCS, Universidade de Copperbelt

From
Kartheek R Balapala
Copperbelt University
Katek2030@gmail.com
0773236915
14/Nov/2023

To,
Head of Institution
MCS-SOM, Copperbelt University
Ndola, Copperbelt Region
Zambia

Dear Sir,

I hope this letter finds you well. I am writing to request your permission to conduct a research study titled "Comparing Mental Health Scores of Graduate Medical Science Students: Rethinking Higher Education by a Cross Sectional Investigation Across Academic Years" within the premises of MCS-School of medicine, in Ndola. Here with, am attaching approval letter from NHRA number NHRA000015/07/11/2023 for this study.

As a dedicated researcher in the field of medical science, I am deeply committed to contributing to our understanding of the health challenges faced by our student community. The primary aim of this research project is to investigate the mental health among the medical science student population in Ndola, located in the Copperbelt Region.

If you require any additional information or have any questions, please do not hesitate to contact me at katek2030@gmail.com or 0773236915. We are eager to address any concerns you may have and provide further clarification on the research study.

Thank you for considering our request, and we eagerly await your positive response.

Sincerely,

Kartheek R Balapala.,

Copperbelt University, Ndola

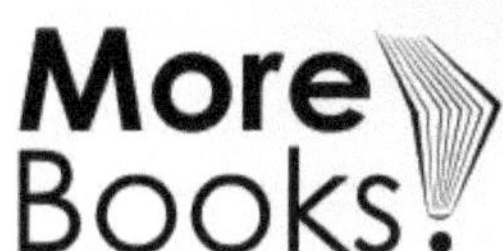

More
Books!

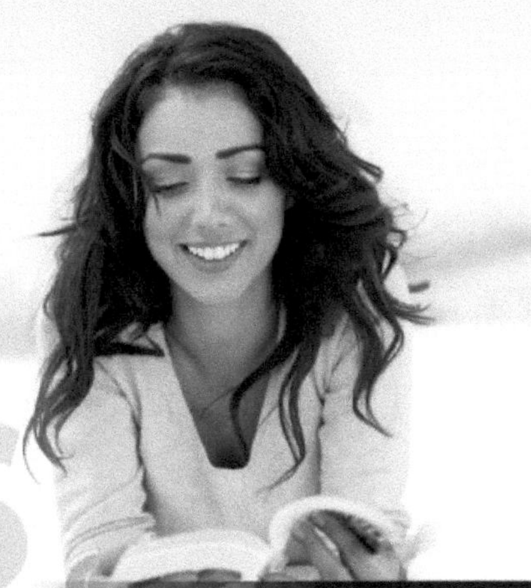

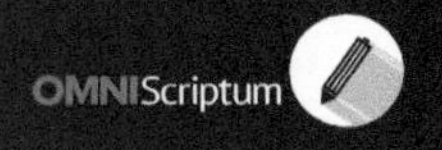

info@omniscriptum.com
www.omniscriptum.com
OMNIScriptum

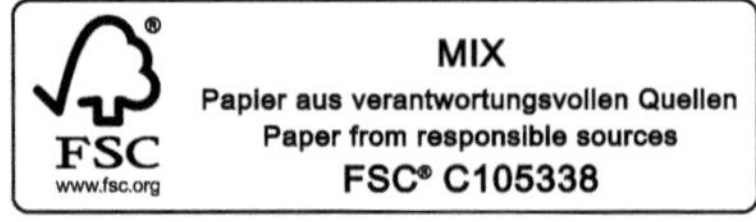

Printed by Books on Demand GmbH, Norderstedt / Germany